JN061752

USPT入門
解離性障害の新しい治療法

——タッピングによる潜在意識下人格の統合——

監修

USPT研究会

編著

新谷宏伸　十寺智子　小栗康平

星和書店

Introduction to USPT

A New Way to Treat Dissociative Identiy Disorder : Unification of Subconscious Personalities by Tapping Therapy

by

USPT Association

Hironobu Niiya, M.D.
Satoko Toodera
Kohei Oguri, M.D.

「悲しみや怒りをたった一人では受け止めきれない時，
その悲しみを代わりに誰かに引き受けてもらうことが，
私たちには，危機管理のモルヒネみたいに，
そんな機能が備わっている」

——ある内在性解離患者さんの言葉

目　次

はじめに

小栗　康平

USPT（Unification of Subconscious Personalities by Tapping Therapy；タッピングによる潜在意識下人格の統合法）とは，解離性同一性障害（DID）や内在性解離（複雑性 PTSD，自我状態）における別人格を表出させ，その場で融合・統合をすることができる治療法です。

USPT の対象となる解離というと，患者数が少ないのではないかと考えている精神科医も多いようですが，表面的にはうつ病やパニック障害，パーソナリティ障害などと診断されていても，実はその背景にある解離が見逃されているというケースが非常に多いのです。患者さん自身，幼少期からの解離によるストレス対処は当たり前になっていて，それを普通のことだと思っています。したがって，患者さんの訴えを聞くだけの問診では，解離，特に内在性解離特有の症状を患者さんは訴えないので，統計上は患者数が少ないという結果になってしまっているだけなのです。

当たり前ですが，解離は投薬では治りません。薬物治療では多少の改善がみられても，根本的な治療ではないので，結局は長期間の服薬を続けることになり，患者さんが辛いばかりではなく，医療経済的にも好ましくないのは明らかです。一方で USPT は，短期間で人格を統合し治癒させ得る方法で，患者さんのためだけではなく，医療経済的にも非常に優れていると言えるでしょう。

また，USPT が他の治療法に優るのは，表出してくる憑依人格の存在を通して，生きることの意味まで深く考えさせられることです。希死念慮のある患者さんに対して，辛くても生きなければならない理由を，精神科医が自信を持って伝えられないのでは，自殺を防ぐことは難しいのではないでしょうか。

現時点では，少数の精神科医，心理士しか使っていない USPT ですが，手技的には非常に簡単で，かつ治療効果の優れた方法なので，将来的に解離治療のスタンダードとなることは間違いありません。専門家の方々にこの画期的な治療法を広く知って頂いて，多くの内在性解離や解離性同一性障害の患者さんの治療に役立てて欲しいと思います。実際に USPT を行なえば，その治療効果に必ずや驚かれることでしょう。

それでは，USPT の解説に入る前に，現在 USPT 研究会の理事長である新谷宏伸医師が，精神科外来で USPT を導入し，成功した経験を提示します。USPT の有用性と意義を知って頂ければと思います。

私が外来臨床でUSPTを用いるようになるまで

新谷　宏伸

私は，2000年に医師免許を取得した精神科医です。2020年現在，USPT研究会の理事長を務めております。普通の精神科医だった私が，どのようにしてUSPTという技法に出会い，修得し，実臨床で使い，トレーナーとして普及に務めるまでになったのでしょう。流れを追って（脱線もしながら）説明したいと思います。

以前より私は，精神科外来を主たる労働場所としています。ある患者さんを，うつ病と診断して治療を開始すると，幸いなことに人間には自己治癒力が備わっているので，一定数の患者さんはほどなくして改善します。しかし，中には，様々な手をつくしても改善しない患者さんがいます。現在劣悪な環境にいる人ばかりではなく，むしろ，どちらかというと家族を振り回しているように見える人もいます。そんな時，双極性障害への診断変更が生じるならまだましで，境界性パーソナリティ障害だとか自己愛性パーソナリティ障害の追加診断がなされることもまれではありません。

研修医時代に「治療がうまくいかないことを患者さんの人格のせい

にする精神科医は，自分のエラーをイレギュラーバウンドのせいにするプロ野球選手よりもたちがよくない」と教育された私は，患者さんに境界性パーソナリティ障害とレッテルを貼ることは極力控えるようにしていました（DSM-5 にも，気分エピソードが未治療のうちにパーソナリティ障害と診断してはならないことや，横断的病像のみに基づいて境界性パーソナリティ障害の診断を加えてはならないことは明記されています）。では，なんと診断すればよいのでしょうか？……ハーマンの複雑性 PTSD や，ヴァン・デア・コークの DESNOS（特定不能の強度のストレス障害）という概念は，私にその答えの１つをくれました。治療の場での再受傷を防ぐためには，『患者さんの性格の問題』ではなく，『若年期の持続的なトラウマ受傷により起きた病態』ととらえたほうが非侵襲的・治療的であるし，ほとんどの場合は実際にそのとおりなのです。

さらに私は，そのような患者さんを診るうちに，解離症状を呈する人が非常に多いことに気がつきました。具体的には，離人感や現実感消失などに悩む患者さんの他，小学校時代の記憶がほとんどない人，頭の中で脳内会議をする人，恋人から「お前，別人のようになる時があるよ」と言われる人など，様々です。これらの，記憶もしくは同一性の破綻を指摘すると，患者さんからは「え，それって普通じゃないんですか？」と返事が返ってきます。……そうなのです，患者さんは，これらのことを当たり前だと思いこんでいるので，治療者が質問しないかぎり，患者さんから積極的には訴えないのです。

うつ病と診断し，うつ病の標準治療をして，それで患者さんの調子がよくなれば何も問題はありません。ただ，うつ病と診断し，うつ病の標準治療をして，それでも患者さんの抑うつ気分や意欲低下が改善しなかった場合には，少なくとも一度は解離性障害の可能性を疑ったほうがいいのではないでしょうか。しかし，残念ながら，遷延するうつ状態の鑑別に，きちんと離人感や現実感消失の症状を問診することの重要性を説いた精神医学の教科書はほとんどありません。解離性同一性障害（DID）患者さんが最もよく呈する症状は，抑うつ（88%，National Institute of Mental Health：NIMH［現NIH］）であるにもかかわらず，です。なぜか？……反論を恐れずに言えば，これは，多くの精神科医は，どうせ治せないのに解離性障害の症状をたずねても仕方がないし，症状の問診が破綻した同一性の結晶化をもたらすなど，ヤブヘビになると考えているからでしょう。そういった精神科医は，さらに二言目には，「もっと1人の患者さんに割ける時間が多ければ治せるけれど，現状，あまりにも多くの患者が外来を受診するので，とにかく時間が足りない。だから治せない」と自己弁護を始めがちだったりします。かくいう私も以前は，薬物療法で効果が出なければお手上げという精神科医の1人だったので，その気持ちは痛いほど分かります。精神療法にも興味は持っていましたが，センスのかけらもなかったのです（あ，今でもセンスはありませんね）。第3世代認知行動療法の真似事のようなことも治療に取り入れてみましたが，私のやり方が悪いのか，劇的な改善はみられない症例が多く，外来は焦げつき気味でした。

そんな折，居酒屋で先輩精神科医に「新谷くんはユーエスピーティー知っている？　知らないのかぁ。なら，この本読むといいよ」と勧められたのがきっかけで小栗康平医師の著書『マイナスエネルギーを浄化する方法―精神科医が明かす，心の不調とスピリチュアルの関係』（武田ランダムハウスジャパン，2010年）を読み，USPTという治療法の存在を知りました。精神科医が憑依だの霊能者だの神界だの浄霊だの書き綴っていて，眉唾ものの内容だったにも関わらず，不思議といかがわしさは感じなかったことを記憶しています。むしろ，全体を通じて小栗医師の真摯な姿勢と地に足がついた安定感が伝わってきて，心地よい読後感でした。

2014年9月，USPT研究会のメーリングリストに入会してみると，ちょうど次回のセミナーの日程検討の投稿でにぎわっていました。なんとか現状を打破するためにセミナーに参加したいと思ったものの，当初は私の都合がつかない週末の病院当直日で，日程調整が進んでいました。しかし，決定直前で，ある医師の都合によって日程が1週ずれて，そのおかげで，私はUSPT研究会主催のセミナーに参加することができたのです。もしもその日程変更がなければ，今現在私はUSPT研究会の理事長職に就いていなかったでしょう。奇遇なものです。まさに，人生キャリアドリフトです。

さて，話が飛んでしまいますが，ここでトラウマ処理の心理療法全般について触れておきましょう。この分野は21世紀に入ってから，質・量ともに飛躍的に充実してきました。トラウマ処理技法と言われてすぐに思い浮かぶのは，なんといってもEMDR（眼球運動による脱感作と再処理法）やPE（持続エクスポージャー療法）でしょう。EMDR，PE，STAIR and NT，さらに認知処理療法，スキーマ療法などの，エビデンスが集積されている治療法に加え，現在では，ソマティック・エクスペリエンス，自我状態療法，TFT（思考場療法），ブレインスポッティングなどの新しい治療法などが続々と広まりをみせ，古来より伝わるヨーガや禅などとも相まって，いわば百花繚乱ともいえる状況です。ちなみに2019年6月の日本精神神経学会学術総会新潟大会では，私はシンポジウム「ICD-11に収載された複雑性PTSDの理解と治療―トラウマケア技法の実際―」を企画し，この中のいくつかの技法のトレーナーと共同して登壇しました。なわばり意識にとらわれることなく，技法というリソースを共同，折衷，併用してゆけるような下地ももたらされつつあり，とても喜ばしいことです。

……2014年に時計の針を再び戻すと，百花繚乱の中，どうして私はUSPTのセミナーを真っ先に受けたのでしょうか？　当時の私はUSPTの長所をどこに見出したのでしょうか？　4点ほど列挙しましょう。

まず，USPT は解離性障害の治療法である，という点が挙げられます。危機的状況に対する生存戦略である 3F，すなわち『戦う（Fight)』，『逃げる（Flight)』，『凍りつく（Freeze)』のうち，交感神経系の『戦う』・『逃げる』（PTSD の再体験・過覚醒・回避症状）に対する治療法は比較的多いのですが，こと『凍りつき』（解離症状）に対する治療法となると，その数は限られています。USPT は，果敢にも解離をターゲットにしている点に，まず惹かれました。

第 2 に，市橋秀夫先生が USPT を評価していた点です。市橋先生は，1997 年当時，多重人格障害の治療について安克昌先生と対等レベルで議論ができた，数少ない精神科医の 1 人でした。1997 年，雑誌『精神科治療学』に掲載された対談は，20 年以上前のものとしては画期的な内容でした（「座談会　わが国における多重人格―その病理と治療―」精神科治療学，12（9）；1053-1063, 1997)。その市橋先生が，小栗医師が USPT に関する論文を投稿する際に力を添えてくれたことをメーリングリストや実際の文献などを通じて知っていた私は，市橋先生が推薦する技法なら試してみる価値は大いにあると考えたのです。

第 3 は，解離性障害の基本的知識を持つ治療者であれば，短期間で手技を修得できる（らしい），という点です。例えば，CBT（認知行動療法）は体系的な治療法だとイメージしがちですが，私から見ると，アジェンダの定め方やホームワークの設定には，かなりの経験やセンスが必要とされ，それによって治療の成功が大きく左右されるシビアな技法に思えます。顕在意識レベルでゲシュタルト転換を起こさせるには，全体を正確にとらえる力量が必要でしょう。その点，USPT は，人格統合手技が非常にシンプルにパッケージングされていて，治療で行うことが決まっているので，先程述べたように，センスのない私でも修得しやすいのではと思われました（そして，実際にそうでした)。

第 4 に，非常に短いセッションでのクライエントの改善が期待できうるという点です。私は 2017 年 7 月に開催された日本ブリーフサイコセラピー学会・松山大会で，1回のセッション（初診のみ）で統合したDID事例を発表しました。DIDの場合は，さすがに1回で統合に至るケースは多くないですが，OSDD（他の特定される解離症／解離性障害）の場合は，1回の治療で改善するケースも多いのです。

卑近な例を挙げると，私は虫歯の治療で歯科医院に2・3回かかっただけで通院するのが面倒くさくなってしまうし，実際に通院をやめてしまうこともあります。まして，病的解離のある人は，『通院したい同一性』と『受診したくない同一性』とがぶつかって，なおさら通院にエネルギーを要するわけです。また，金銭的な負担のことも，無視できません。どんなに効果の高い治療法でも，保険診療でまかなえないほど時間とコストがかかってしまうのでは，多くの人を救うことは難しいでしょう。その点でも，USPTは私の目に魅力的に映ったのです。

そんな期待を胸に，2015年2月，都内某所でUSPTセミナーを1日受講しました。小栗医師の講義と，実技演習によるUSPTの体験は充実したもので，私がUSPTの長所として考えていた4点に間違いはないことを確信しました。ただ，解離に効果があるということは，それなりに強い揺さぶりを伴う治療であることを意味します。トラウマ体験想起による除反応をいかに無害化するかが，治療において大切なポイントになるでしょう。そのあたりのさじ加減に関しては個々の治療者に任されている様子だったので，今後は，USPT施行前の準備と，統合後のフォローアップに関する部分まで含めた均てん化，および精緻化が必要になるだろうと感じました。

それはそうと，まずは手技をきちんと身につけることが肝要です。「催眠の実験台になってくれるよう後輩医師に頼んでいた」という安克昌先生（『治療の聲』2009年第9巻1号p.8参照）を模倣し，身近なところで練習を積むことが大切だという結論に至りました。

そこで，まずは勤務先の病棟看護師に，小栗医師の著書『マイナスエネルギーを浄化する方法』を回覧してもらいました。その後の，院内研修会で，「USPT治療の概要（あの本に載っている治療法ということで，皆興味をもって聴いてくれる)」と「実際に私もUSPTセミナーに参加して，これはいい手技だと感じたこと」を発表しました。その場で，今の説明を聴き，小栗医師の著書を読んだ上で，私の練習としてのUSPTをボランティアで受けてみたい希望者を募集しました。すると，ありがたいことに2名ほどが希望してくれたので，その2名に施行しました。幸い，「スッキリした感じ」，「芯が通った感じ」がすると，好評だったので，その2名が他のスタッフにも宣伝してくれ，合計5名相手に練習を行うことができました。この場を借りて，5名のスタッフには厚く御礼申し上げます。

2015年10月，勤務先のホームページに，外来で解離を診療している旨を掲載し，準備は万端となりました。あとは解離性障害患者の受診を待つのみです。だが，「千里の道も一歩から」ということわざは，単に，長い道のりも最初の一歩から始まるという意味あいを伝えるものではありません。その最初の一歩が，最もエネルギーを要する，最も大切なものだ，ということを伝えるためのことわざです。0を1にする産みの苦しみは，1を1,000にする作業よりも困難を伴います。

ご多分にもれず，私の場合も，最も勇気が必要だったのは，2016年2月，いちばん初めに診察室でUSPTを患者さんの治療に使った時です。「オカルト医者だと思われないだろうか」，「時間内に施術が終わるだろうか」，「除反応により患者さんの容態が悪化しないだろうか」，「今のフツーの診療をしていても，自分は当面食いっぱぐれることはないのに，どうしてエビデンスのないものに挑戦しなくてはならないのか」……など，直前まで“やらない理由探し”を頭の中で繰り返す始末。私の不安は尽きませんでしたが，その瞬間も，目の前には患者さんがいました。私でさえ不安なら，診察室内で何をされるか分からずにいる患者さんは，もっと不安でしょう。そこに思いが至った時に，私の迷いは，消えはしませんでしたが，だいぶ減りました。その日，本庄児玉病院での解離臨床の幕が，ひっそりと上がったのです。

そうして 2019 年現在，私が診療した解離症の患者さんは，DID の方を 40 名，他の特定される解離症のサブタイプ 1 の方を 60 名となりました（半数程度は他院ですでに診断されている患者さんであるので，個人的な過剰診断ではないはずです）。

それでは次に，USPT という治療法がどのようにして生まれたのか，その経緯についてご紹介しましょう。

USPTはどのように生まれたか

新谷　宏伸

USPTは，21世紀初頭に小栗医師によってまとめられた精神療法です。精神療法の中でも，パーツ・セラピーと呼べる部類のものだと思いますが，より健康的な側面に焦点を当てれば，イメージ療法やインナーチャイルド・ワークの類とみなしてもいいのかもしれません。

2003年，小栗医師が精神科外来で，おしとやかな女性患者さんにEMDR（眼球運動による脱感作と再処理法）を施行していた時のことでした。眼球運動中に突然，女性患者さんが小栗医師の手をつかんだのです。人格変換（スイッチング）後の着陸行為[注1]をみせるやいなや表情を一変させ，野太い声で「先生さぁ，この娘に近づくと危ないぜ！」と小栗医師をどやしつけました。この患者さんは解離性同一性障害（DID）だったのです。この時は，またすぐにおしとやかな女性の人格部分に戻って「あれ，やだ私，今なにかしましたか？」と言ったため，小栗医師は眼球運動によって，“加害者に抵抗する”という過去のトラウマ場面が再演されたのだろうと考えました。その数週後，外来診察で，今度は誰の目にも明らかな人格変換を見せたため，DIDと診断

［注1］着陸行為とは，入れ換わった交代人格が表に出現した時に，若干の驚きや戸惑いの表情，あるいは「やれやれだ」と不敵な笑みを浮かべながら左右を見回したり，自分の洋服や腕時計を見たりするような，場面や状況を確認する行為を指します。

できたのです。

小栗医師はこの一件を機に，EMDR の眼球運動と同じ効果があるとされている左右交互のタッピングでも人格変換を促せるのではないかと考えました。その後，いくつかの部位を試してみた結果，「両膝のタッピング」が最適だとの結論に至ったそうです。

2003 年以降，起きうる事象を説明して承諾をとった上で，複数の患者さんに両膝のタッピングを使用しました。その結果をまとめ，2005 年の第 101 回日本精神神経学会において，「タッピングによる人格交代誘発現象を利用した DID の治療」と題して発表しています。

交代人格を表出させ，DID と確定診断するところまではこの方法でできるようになった小栗医師は，次に，人格を統合して，根本的治癒を目指すべきだと考えました。ですが，小栗医師の調べた限りでは，人格統合の方法を具体的に記した文献は見当たりませんでした。そのため，別人格へのメッセージを残してもらったり，マッピングをしたりして記憶を共有するなどの従来からある方法に留まっていたのです。

そんな中，2006 年，転機が訪れます。なんでも，小栗医師が霊能者（霊能者というのは，あくまで自称です。A さんとします）の施術場面に立ち会っていた際，A さんがシングルマザーの女性（DID の患者さん）の人格を統合する瞬間を目の当たりにしたそうです。……あまりにも怪しげな話なので，何から説明していいか迷うところですが……。

まず，小栗医師は基本的に「患者さんが治るのなら，なんでもあり」というスタンスの臨床家だということが，前提としてあります。「一見すると精神疾患（難治性のうつ病など）だけれど，実際には憑依霊が関係していると思われる患者さん」が一定数いるそうで，過去のある一時期においては，そんな患者さんを A さんに紹介して，浄霊（除霊）などの施術をしてもらっていたそうです[注 2]。「何と非科学的な！」と憤慨する人もいるかも知れませんが，ひとまず議論は横においておきましょう。

そのシングルマザーの女性は，DID であると同時に，霊に憑依されていたため，A さんは浄霊したあとに続けて人格統合も行ったのです。A さんが行った人格統合の技法は，女性の頭の上に手を当てるというものでした。

後日，A さんがハイヤーセルフと交信すると，「霊の浄化はできないけれど，人格の統合は小栗医師でも可能」というメッセージが降りてきたそうです。続けて A さん（の身体を媒介としたハイヤーセルフ）から，「背部（肩甲骨のあたり）をタッピングして人格を統合する」という方法を教わった小栗医師は，これを持ち帰り，診察で DID の患者さんの同意を得た上で「背部のタッピング」を行って，人格を統合することに成功しました。

これによって，前述の「両膝への左右交互のタッピング」で人格変換を手早く行い，この「背部のタッピング」で人格を統合するという，USPT の原型ができあがったのです。

……ここまでの内容を人に話した時，拒絶反応を示す人がいるのは仕方ないこととして，ニュートラルに聞いてくださった方からは「①霊という存在を認めるのか？　憑依霊についてどうとらえればよいのか？」，「② USPT の考案者は，小栗医師というよりむしろ霊能者なのではないか？」といった質問が比較的多く挙がるようです。これについて，私（新谷）なりに回答したいと思います。

まず，①について。1970 年代に，型破りな治療法，いわゆる「悪魔祓い（エクソシズム）」で，典型的ではない DID 患者さんを治療してい

［注 2］USPT 研究会としては，「いかなる霊能者とも一切関わらない」ことを公式ホームページ上でも明言しており，霊能者と関わって来た小栗医師も現在では一切の関わりを絶っていることを，念のために付け加えておきます。

た精神科医がいました。当時DID治療の第一人者であったラルフ・アリソンです。彼がエクソシズムで対処した霊の憑依とは，現在の診断基準でいえばまさにDSM-5における憑依型解離性同一性障害（憑依型DID）でしょう。しかしながら，アリソンは決して，全てのDID患者さんにエクソシズムを用いたわけではありません。多くのDID患者さんの治療に懸命に取り組んだアリソンだからこそ，DIDの典型的パターンに合致しない症例，すなわち典型的治療が奏効しない憑依型DIDにも遭遇したのです。そこで，非典型的治療の必要性を痛感したに違いありません。両手に瓶を握らせたり，灰皿を使ったり，はたまた自然回転する水晶を使って「キャリーを離れてこの水晶の珠に入れ！」と憑依霊に命じたり，彼の奇抜な方法は実に様々でした。

アリソンは，決して病的体験と神秘体験との境界に無自覚だったわけではなく，強固な治療的信念のもと，批判を覚悟で「医学的整合性」よりも「憑依型DID患者の現実」を優先していたのです。

そのアリソンの治療体験が赤裸々に綴られている『「私」が，私でない人たち―「多重人格」専門医の診察室から―』（作品社，1997年）という書籍の解説を，安克昌先生が書いています（別冊付録）。安克昌先生は，1992年に初めてDID患者さんに出会って以降，解離治療の第一人者として活躍し，1995年の阪神淡路大震災に際しては神戸大学医学部精神科の医局長として災害医療の陣頭指揮をとりました。安先生は，肝臓癌のために2000年に享年39歳で帰らぬ人となりましたが，その功績は今も高く評価されています。2020年にはNHKで安先生の人生を描いた『心の傷を癒やすということ』というドラマが放映されました。

その安先生が，『「私」が，私でない人たち』の解説で以下のように記しています。

「私自身，患者にお祓いを奨めこそしないが，医者に隠れてお祓いを受ける人がたくさんいることは心得ている。そして，時にはそれが効を奏する場合もないわけではない。シャーマン的治療は，患者にある種の意識変容を起こさせることが多い。その変性意識の中で，患者が様々な癒しの体験をするのである。」（以上，『「私」が，私でない人たち―「多重人格」専門医の診察室から―』［作品社，1997年］別冊付録より引用）

かといって，私（新谷）は，霊が存在するか否かについて論じるつもりはなく，各治療者がどう考えるかは自由だと思っております。私たち臨床家の役割は，霊にまつわる真偽の確認ではなく，患者さんをいかに治すかです。アリソンと安先生の臨床姿勢をみるに，霊について言及することは，荒唐無稽とは限らないことがお分かりいただければ幸いです。

次に，②について。東畑開人氏の著書『野の医者は笑う：心の治療とは何か？』（誠信書房，2015年）の中に，「心の治療とは，クライエントをそれぞれの治療法への価値観へと巻き込んでいく営みである。」，「現代日本社会では多様な生き方が許され，実際に共存している。だからこそ，私たちの社会は多様な心の治療を抱えて歩んでいる。」とあります。霊能者には霊能者なりの心の治療があり，臨床心理士には臨床心理士なりの心の治療があり，精神科医には精神科医なりの心の治療があるのです。私はそれを否定しません（もちろん，臨床心理士が行う心理療法と精神科医が行う心理療法は，重なる面が多いでしょう）。ゆえに，精神科診察室（あるいはカウンセリングルーム）で行うUSPTという技法を語る上で，「原案の一部はハイヤーセルフから授かった」ということはできても，精神科診察室内で行うためのカスタマイズは必要不可欠です。

霊能者とクライエントの間には，治療契約がありません。無論，霊能者の方々が，責任感がまったくない人達ばかりであるとは思いません。ただ，霊能者（の身体を媒介とするハイヤーセルフ）からやり方の一部を教わったとしても，それを精神科診察室で安全に使用できる治療法にまで高めたのは，まちがいなく小栗医師の功績です。

漫画『巨人の星』の主人公，星飛雄馬は，ルーキーイヤーの一軍戦で自身の致命的な弱点を露呈したあと，お寺での修業に入ります。座禅に取り組み，僧侶の「打たれてもいい，いや，打って下さいと思えば打たれなくなる」という説法からヒントを得て，特訓ののちに大リーグボール1号を完成させました。だからといって，僧侶が大リーグボール1号の発案者だとはいえません。ましてや僧侶がマウンドに立って花形満を打ち取ることは不可能です。現に，漫画の中でも大リーグボール1号完成後に，星飛雄馬が僧侶にお礼を伝えにいったというエピソードはありませんし，僧侶が「大リーグボール1号の発案者は私だ！」とうそぶくようなこともありませんでした（当然ですね）。

冒頭に，「USPTは，21世紀に小栗医師によってまとめられた精神療法です」と，単数形で書きました。これは，USPTを精神科の診察室内で行われる精神療法として使用可能なレベルにまで昇華させる，その点に注力したのは小栗医師個人の功績だと，私（新谷）個人が考えているからです。分かりやすい比較対象を挙げるならば，そうですね，「条件反射制御法は，21世紀に平井慎二氏によってまとめられた（あるいは開発された）治療法である」と述べるのと同程度には，正確な表現だと思われます。

話を戻しましょう。

小栗医師はUSPTを考案した当初，USPTをDIDの治療法と考えていました。

その後，DIDの交代人格ほどには人格の精緻化と解放化が進行していない病態の患者さんが多く存在することに気がつきました。そういった患者さんの場合，人格部分のキャラクター設定がDIDほど複雑ではなく，年齢は主人格と異なるものの，名前は主人格と同じ人格部分が複数存在しています。例えば，35歳の花子さんが主人格だとすれば，

「鍵っ子だった悲しみを引き受けてくれた7歳の花子さん」，「パワハラへの怒りを感じている29歳の花子さん」など，特定の出来事とそれに対する感情を引き受けている人格部分が，心の内側にとどまり続けているのです。

これまでは「内なる解離」という概念を知らなかったために認識できていなかっただけで，このような患者さんが数多く存在する事実に，小栗医師は心底驚きました。別人格が表に出ない解離という意味で，小栗医師はこのような解離性障害を「内在性解離性同一性障害 immanent DID」，略して「内在性解離」と名づけました。

内在性解離は，私（新谷）があらためて説明するまでもなく，（2013年までの主たる診断基準であった）DSM-Ⅳ-TR では「特定不能の解離性障害（DDNOS）のサブタイプ1」に分類された疾患です。「内在性解離」は，DSM においても収まる場所があり，決して小栗医師による独りよがりの理論ではありません。解離性障害の治療に真摯に取り組む医療者にとっては，共通認識となっている病態であるといえます。

> 「DDNOS を治療する臨床家は，多くは多重人格性障害だが交代人格状態が外に現れていないものと記述するのではないかと思う。DDNOS 患者は，しばしば内面が分割されているという主観的な感じが強烈にあると語る。」

フランク・W・パトナムは，著書『解離―若年期における病理と治療』（中井久夫［訳］，みすず書房，2001年［新装版2017年］）の中でこう記しました。まさに「内在性解離」を的確に表現した内容だといえるでしょう。また「内在性解離」は，オノ・ヴァンデアハートらが著書『構造的解離―慢性外傷の理解と治療―上巻（基本概念編）』（星和書店，2011年）の中で「第二次構造的解離」と呼んでいる病態と，ほぼ同じものを指すものです。ただ，「特定不能の解離性障害（DDNOS）のサブタイプ 1」という病名は，いかにもごみ箱的診断的な，専門家のための用語という印象であり，毎回使う病名としてはあまり適切ではないという小栗医師の判断があったのでしょう。また，第一次および第三次構造的解離が実質的にほとんど認知されていなかったわが国の 2000 年代半ばに，「第二次構造的解離」という用語を突如使い出してしまうのも，唐突すぎたものと思われます。生き生きとした用語として，また，病名にも，そのパーツ自体を表す用語としても用いることのできる表現として「内在性解離」という用語を考案したのは，臨床家としての小栗医師らしさの為せる技であったといえましょう。時代は流れ，DSM-5 での「他の特定される解離症（OSDD）のサブタイプ 1」を経て，2019 年に刊行された ICD-11 には「部分的解離性同一性症（Partial DID）」という病名が収載されるに至った現在，もちろん小栗医師の先見性は評価されるべきですが，令和の時代には「部分的解離性同一性症」という疾患名がより広まっていくことが予想されます。

小栗医師は，巻末にまとめたように精力的に学会発表を行っていましたが，USPT の認知度はそれほど高まりませんでした。エビデンスを重視する医学界では，エビデンスを持ち得ない新しい治療法が歓迎されないことは，仕方のないことかもしれません。ただ，2019 年現在，解離性障害に対してエビデンスのある治療法は，精神療法にせよ薬物療法にせよ，私の知る限りでは世界中に 1 つも存在しません。

エビデンスのない分野で，様々な臨床実践を行うことは，許されないことなのでしょうか？　私は，そうは思いません。「エビデンスに基づいた治療法をやっているから，この患者さんが治らなくても仕方がない。治療者の自分に責任はない」という臨床姿勢では，誰も幸せにしません。例えば福井大学精神科の杉山登志郎教授は，チャンス EMDR や簡易版自我状態療法，炭酸リチウム超低量処方など，独自の（もちろんエビデンスを持たない）治療法を果敢に広めようとご尽力なさっています。

それでもエビデンス至上主義を掲げる治療者は，例えば，認知行動療法におけるコーピングの１つ１つにエビデンスがあるというのでしょうか？　コーピングは，患者さんが効果を実感できるかどうかによって選ばれるべきであり，そこには治療者のさじ加減が求められることもあるでしょう。コーピングの１つとして，「USPT を受ける」というものがあってもよいはずです。

ともあれ，小栗医師は，自らが開発した USPT という治療とともに，2006 年に早稲田通り心のクリニックを開業してからの 10 年で，約 300 例の DID 患者さんと 3,000 例の内在性解離患者さんを診察しています。それはかけがえのないことですが，一部の病院やクリニックばかりに解離性障害の患者さんが集まる状況は，アクセスなどの面を考えてもあまり適切とはいえません。2017 年の第 113 回の日本精神神経学会学術総会では，私と小栗医師らでシンポジウム「解離性同一性障害の診断と治療―実臨床の勘どころとピットフォール―」を企画・登壇しました。このあたりから，潮目は変わりつつあると感じております。

次に，人格解離がどのような機序で起きるのかを解説していきましょう。

人格解離機制
―典型的 DID と内在性解離―

小栗　康平

本書で使用する用語について

まず，本書で使われている用語について説明します。

生まれた時（胎生期も含む）の本当の自分を**基本人格**，そこから解離してできた最初の人格を，内在性解離では**主人格**と呼び，解離性同一性障害（DID）では表に出ている時間が最も長い人格を**その時点での主人格**と呼びます。さらにその後にできた人格を，内在性解離では**別人格**，DID では一般的に**交代人格**と呼びますが，シンプルにまとめて「**別人格**」でよいでしょう。また，別人格を主人格等と１つにする過程は**融合**，基本人格を成長させ完全に人格を１つにすることを**統合**と呼びます。

USPT を使った解離性障害の治療とは，「統合」に向けて，「融合」を何度も繰り返していき，最終的には**基本人格を呼び出して実年齢まで成長させて，主人格と統合する**ということになります。

別人格が生まれるメカニズム

幼少期に（生まれる前，胎生期のトラウマが原因であると言う患者さんが約半数いる）強いストレスを回避する目的で，基本人格が別人格を生み出してそれに対処すると，以後ストレスに直面する度に，別人格を生み出して対処するようになります（次ページ図を参照）。またストレスを背負う人格ではなく，「理想的な自分」という人格を作り出す場合などもあります。その結果として，成人した頃には，多数の別人格が存在することになるわけです。

このようなストレス対処法では，心理的ストレスは一時的に回避されても，その感情に伴う苦痛や葛藤は消化されることはなく，繰り返されることで葛藤が蓄積し，心理的負担は時間の経過とともに，かえって増すことになってしまうのです。通常であれば，時間の経過とともに，過去の記憶に伴う苦痛は和らいでいきますが，このような患者さんにはそれがなく，何年経過しても，その出来事を思い出した時の苦痛は変わりません。実際，時間と共に記憶や感情が流れていくという感覚が，全く理解できないという患者さんが多いのです。コップに水を注いでいくと，あるとき水が溢れ出すように，辛い感情が蓄積されて，ある閾値を超えると発症する，これらが人格解離機制であると考えられます。環境が安定していて，主人格がストレスを感じない場合には，人格交代をする必要がないので，一見安定しているように見えますが，ストレスがかかって主人格が耐えられない状態では，非常に不安定になります。常に「過去の感情」という重荷を背負って，人生のハードルを越えようとしているようなものだからです。

内在性解離とUSPT

前述のように，当初は，解離性健忘を伴う典型的なDID症状の患者さんだけにUSPTを行っていました。その後，表面的にはうつ状態や感情不安定などの症状のみで解離性健忘は見られないものの，幼少期に何らかの問題が疑われる患者さんに対して，USPTを試してみたとこ

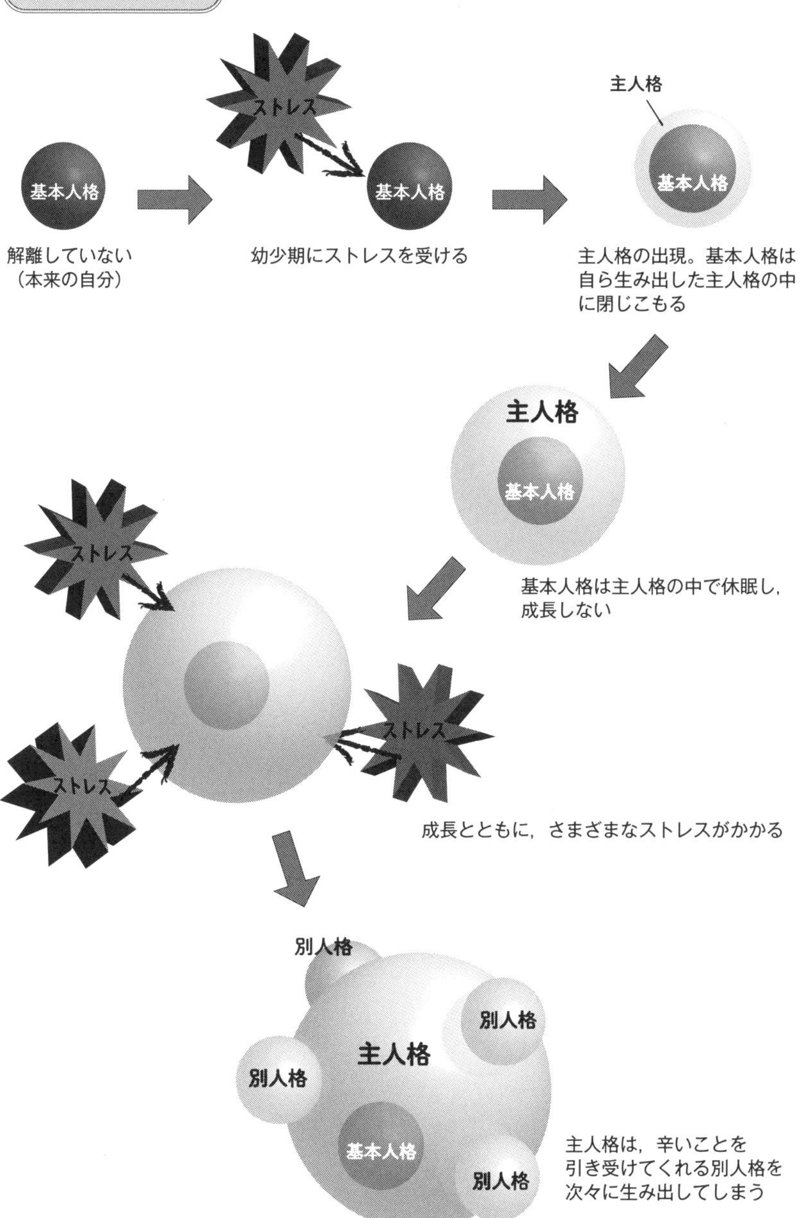
解離の説明モデル
ストレス
主人格
基本人格
基本人格
基本人格
解離していない
（本来の自分）
幼少期にストレスを受ける
主人格の出現。基本人格は
自ら生み出した主人格の中
に閉じこもる
主人格
基本人格
基本人格は主人格の中で休眠し，
成長しない
ストレス
ストレス
ストレス
成長とともに，さまざまなストレスがかかる
別人格
別人格
主人格
別人格
基本人格
別人格
主人格は，辛いことを
引き受けてくれる別人格を
次々に生み出してしまう

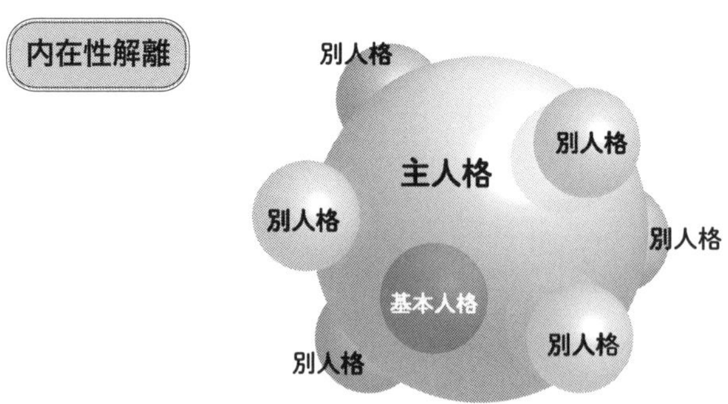

いくつもの別人格が，主人格にくっついて存在。別人格と主人格は互いに接しているため記憶が飛ぶことはないが，辛い感情・感覚が蓄積するので，種々の精神症状を引き起こしやすい。

ろ，予想外に非常に多数の患者さんから，内在する人格が表出してくることを経験しました。典型的なDIDとの違いは，別人格が顕在化するか，普段は潜在しているかということだけにあり，精神状態は近似しているので，これを「内在性解離」と名付けたのです。解離した人格を「人格」というと，重症感があって受け入れなさそうな患者には，ストレスをためた「心の一部分」と説明してもよいでしょう。

現在までに5,000人を超える患者さんにUSPTを行なってきましたが，その結果わかったことは，解離の程度には別人格が，

1. 主人格と繋がっている
2. 主人格と離れているが潜在意識下にとどまっている
3. 主人格と完全に離れ，顕在意識に出る

という連続性があり，また混在することも多いということです。前述したように，これは「**解離スペクトラム**」と考えるとわかりやすいのです。1と2が内在性解離，3が典型的DIDに相当します。1では人格と

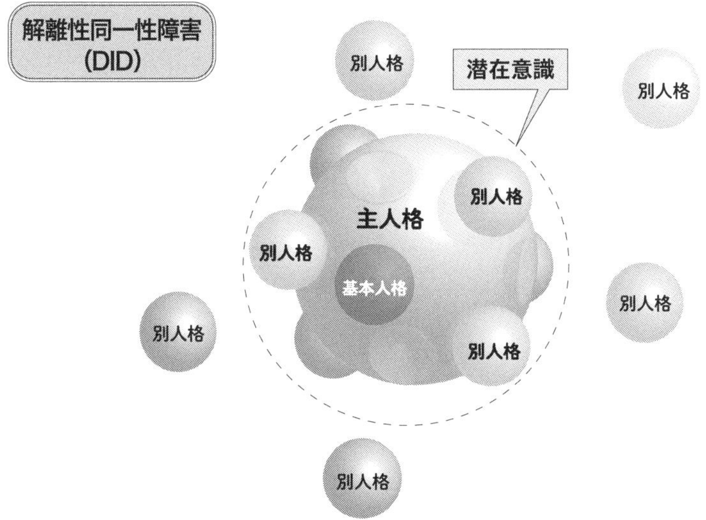

別人格の一部が主人格の潜在意識の外に離れ出て，顕在意識化する。潜在意識の外にいる別人格が表に出ているときの状況や行動は，主人格の記憶には残らない。

いうよりも，封印された記憶・感情・感覚というほうが適切かも知れません。

人格解離の原因

1．器質的要因＝自閉症スペクトラム（ASD）の存在

ASD の特性として，まとまりのない自己同一性，イマジナリーコンパニオン，タイムスリップ現象等があります。前二者は解離性障害に見られる別人格の存在と，後者はフラッシュバックの症状と極似しています。

広沢正孝順天堂大学教授は，人間の「自己像」を図で示してもらうと，

一般型自己＝放射＋同心円状

ASD 型自己＝格子状（タッチパネル状）＝金剛界マンダラ図

であると著作（『DSM 時代における精神療法のエッセンス―こころと生活をみつめる視点と臨床モデルの確立に向けて』医学書院，2016 年）の中で記述されています。実際に ASD 患者さんの中には，「私の脳には箪笥のように引き出しがいくつもある」と言う人が少なからずいるのは，読者の方々も経験されていると思います。この ASD 型自己は，解離性障害による役割分担と極似しています。要するに，ASD は先天的に解離しやすい脳機能を持っているのではないかとも考えられるのです。一方で，先天的にタッチパネル状なのではなく，1 つの物事に集中した結果の積み重ねで結果的に役割分担脳になっている，という考え方もあります。いずれにしても，ある患者さんの言葉を借りれば，普通の人とは「OS が違う」ということです。

また，ASD があると親から愛情を受けにくいことや，親もまた ASD であることが少なくないことから，環境的にストレスフルであることも要因となります。また，ASD 特有のファンタジーへの没頭傾向も，心の中に別人格を生み出す要因となっているのではないでしょうか。

このように，ASD は生まれつきの解離しやすい脳である上に，親も ASD であることが多く，親子関係のストレスといった環境要因も重なるので，解離性障害を診たら ASD の併存も疑う必要があるわけです。

2．環境要因

患者さんに幼少期の環境を聞いて，「家庭内はとても円満で，いじめに遭ったこともない」と言われれば，どうしても解離の存在に関しては否定的になってしまいますが，このような患者さんでも潜在意識下に複数の人格が見られ，その背景には，「大人になりたくない，甘えていたい」という未熟な心性が窺われたことがありました。

それ以外でも，「長男なのだからしっかりしなさい」，「長女なのだから我慢しなさい」といったような，家庭内の役割を強いられることに伴う，心理的な圧迫を受け続けていただけで，潜在意識下に人格を作ってしまうケースも少なくありません。虐待などの強烈なトラウマは DID になりやすく，幼少期に親が不仲だったり，鍵っ子だったりなどの愛情不足と本人が感じる程度のストレスレベルだと，内在性解離になりやすいと考えられます。これについては岡野憲一郎が「関係性のストレス」と表現しています（『解離性障害—多重人格の理解と治療』岩崎学術出版社，2007 年）。

また，「臍帯が首に絡んで苦しかった」，「産道が狭くて辛かった」と，産前の肉体的苦痛が最初のトラウマであったと述べたケースや，過去世での悲惨な人生や死に方がトラウマとなり，「生まれてくるのが怖かった」と，基本人格が述べるケースもあります。

人格解離の診断

一般に，人格解離は記憶障害を前提に語られることが多いのですが，潜在意識下の内在性解離では，解離性健忘は見られません。逆に，非常に詳細に過去の状況を記憶しているケースも時々見られるくらいです。他の症状としては，その場にふさわしくない感情が認められ，例えば楽しいはずである時に急に悲しくなったり，イライラしてきたり，感情が不安定になったりすることがあります。これは潜在している別人格の感情が，何かをきっかけに主人格に伝わってくるものと考えられます。

また，それぞれの人格が「悲しさ」，「寂しさ」，「怒り」などの否定的な感情を抱えているので，一旦表出すると極端な形になります。「その人格が脳を占拠するため」と説明すると患者さんにはわかりやすいようですが，このような患者さんは，「何であんなに怒ってしまったのだろう」，「何であんなに泣いてしまったのだろう」と後悔することが多いのです。

解離性障害の患者さんは，前述のように常に重荷を背負っているような状態であり，心理的，環境的ストレスに極端に弱いため，普通なら耐えられるレベルの仕事に耐えられません。そのため，表面的にはうつ病や適応障害，境界性パーソナリティ障害，パニック障害，恐怖症などと診断されることが多いのです。要するに，**内在性解離の患者さんでは，従来，解離特有と言われてきた症状がない**ことが特徴なのです。

通常の診察では，「**自問自答をしますか？**」という質問はあまりしないと思いますが，解離の診断においては重要な質問です。

普通の自問自答とは，あくまでも自分で考え，自分で答えを出すことを指しますが，**患者さんの自問自答とは，別人格に相談をして答えをもらうこと**です。しかし，そのような自覚がなくても，別人格のいる場合が少なくないので注意が必要です。

「**脳内会議をしますか？**」という質問に対して，「**普通はしないのですか？**」と逆に質問されることも稀ではありません。幼少期からそれが当たり前になっており，症状としては訴えないので，DID でも内在性解離でも，治療者側が積極的に疑ってかからないと，見逃されてしまう可能性が高い疾患なのです。

そこで，「解離体験尺度（DES)」や，次ページに示す項目を初診の患者さんに問診票としてやってもらい，その結果，解離が疑われる患者さんに対しては，解離機制によるストレス対処法，すなわち別人格に任せることと，健常人が時間と共に辛さが風化していくことにより自然に行なっているストレス対処法の違いを図示（p.30 を参照）すれば，隠れた解離の発見に役立つでしょう。

問診票

	a	b	c	d
記憶が曖昧になる				
記憶がすっぽりと抜ける				
漠然とした不安感やイライラ感がある				
何であんなに感情的になってしまったのだろうと後悔する				
苦しみや悲しみを時間は癒してくれない				
自問自答や脳内会議をしている				
頭の中がいつもにぎやかだ				
自分に話しかける声がする				
自分の心は一つだと思わない				
自分の中に別の自分がいる感じがする				
状況によってモードの切り替えをする，例えば仕事モードなど				
自分を斜め後ろから見る感覚になる				
周りの世界と距離を感じる（現実感がない）				
合計				

「yes」なら「a」，「no」なら d，中間であればその程度により，「b」か「c」を選ぶ

上記の問診票において，a, b 項目にチェックが多ければ多いほど，解離性障害である可能性が高まりますが，ほぼ無しと回答した患者さんでも，USPT を行なってみたら内在性解離だったことは少なからずありました。したがって，問診票はあくまでも参考として使用し，患者さんには解離機制を図で説明して，その可能性を探ることが重要です。

ストレス対処法

〈普通のストレス対処法〉

ストレスは時間の経過とともに流れてゆくので，
その時はその時だけのストレスを受ければすむ。

ストレスを受ける

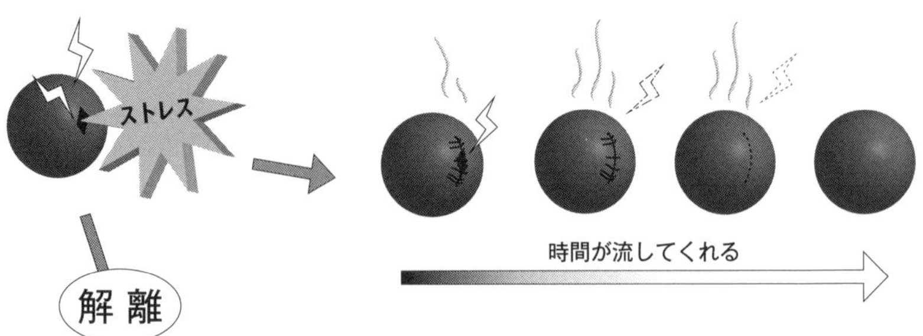

別人格
別人格
主人格
別人格
基本人格
別人格
別人格

新たなストレスがかかると…

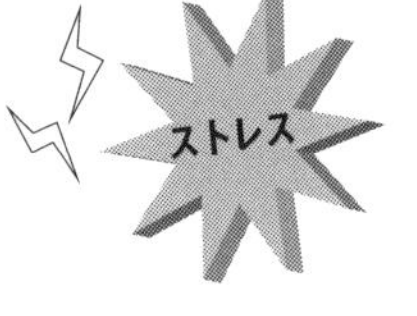

〈解離機制によるストレス対処法〉

新たなストレスに保持していたストレスが刺激され，
現在と過去のストレスをいっぺんに受けることになる。

それぞれの人格は，
自分が解離した時の
ストレスを持ったまま

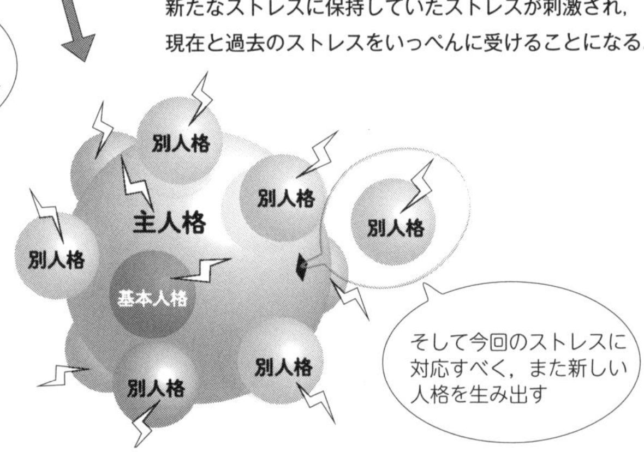

人格解離の治療

さて，解離治療の大切な基本は，過去の出来事は，その経験もそれに伴う感情も，あくまでも過去のことであること，過去の辛さを別の人格に背負わせることで，その記憶も感情も時間と共に風化しなくなってかえって辛くなっていること，子供の時代は仕方なかったにしても，大人になったら辛いことから逃げないで対処すること，これらをしっかりと認識してもらうことです。それさえ受け入れられれば，辛い過去の感情をその場で流すことができるのが，この USPT の非常に大きな特徴です。人間は辛いことから学んで成長するのだから，その経験をなかったことにするようでは，生まれてきた意味がないし，いつまでも過去の感情が伴っていては生きにくい，ということを患者さんがどれくらい納得してくれるか，逆に言えば，患者さんが腑に落ちるように，治療者がいかに諭せるかが重要なポイントなのです。

別人格が出て来た時には，その役割を絶対に否定しないことも重要です。例えばリストカットをする別人格が出てきても，それは主人格がリストカットの役目を別人格に押し付けてきた結果なのですから，リストカットをしてきたことを責めるのではなく逆に労をねぎらう必要があるのです。

「嘘をつく役目の人格」という別人格も時々出てきます。それを「悪い人格」と非難してはいけません。患者さん本人（主人格）が嘘をつくのが悪いことだと思っているから，その役割を代わりにしてくれているのです。嫌な役目，すなわち自分の中の嫌な部分を背負ってくれていることに，感謝しなければいけないのです。暴れる人格も同じです。患者さん本人が怒ったり暴れたりしてはいけないと思っているから，その役割を別人格に背負わせているのです。どんな別人格も嫌な役目を背負わされているのですから，主人格がしっかり感謝の気持ちを別人格に伝えることが求められるのです。そうしなければ，別人格は融合を受け入れてくれません。

また，人格統合は，別人格を消すのではなく1つにするだけ，元に戻すだけであることを強調しておくことも大切です。別人格が「消される」と思って，人格統合を拒否する患者さんは半数近くいます。解離は子供の頃からのストレス対処習慣なのですから，それも致し方ないことです。だからといって諦めないで，統合したほうが生きていきやすいことを何とか理解してもらう必要があります。

そこで比喩としてしばしば用いられるのは，ジグソーパズルです。

治療者

今のあなたの状態は，ばらばらになったジグソーパズルです。そのままだと，過去の辛い感情が流れずにどんどん溜まっていく一方なのです。ジグソーパズルがきちんとでき上がると，過去の感情が流せてとても楽になります。別人格はジグソーパズルのピースみたいなものだから，1つになっても消えるわけではないのです。
その証拠に，一旦融合・統合した後でも，再解離して元いた別人格が出てくることは日常茶飯事です。

と説明すると，別人格が消されるわけではないと納得してくれ，統合を受け入れ易くなる印象があります。

また，太陽光とプリズムに例える方法もあります。

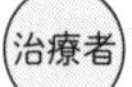

太陽の強い光は，プリズムに当たると，虹色にわかれるでしょう？　それが解離した状態です。それぞれの光は弱いけれど必要な光，もともとは1つの白い強い光だったのです。治療はばらばらになった光を元に戻すことです。

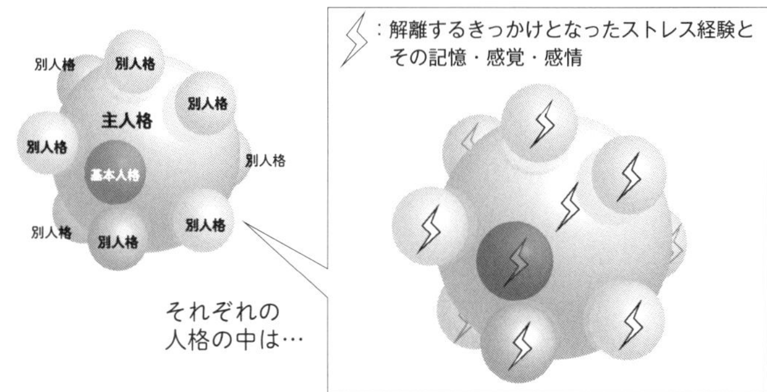

人格融合～統合の過程

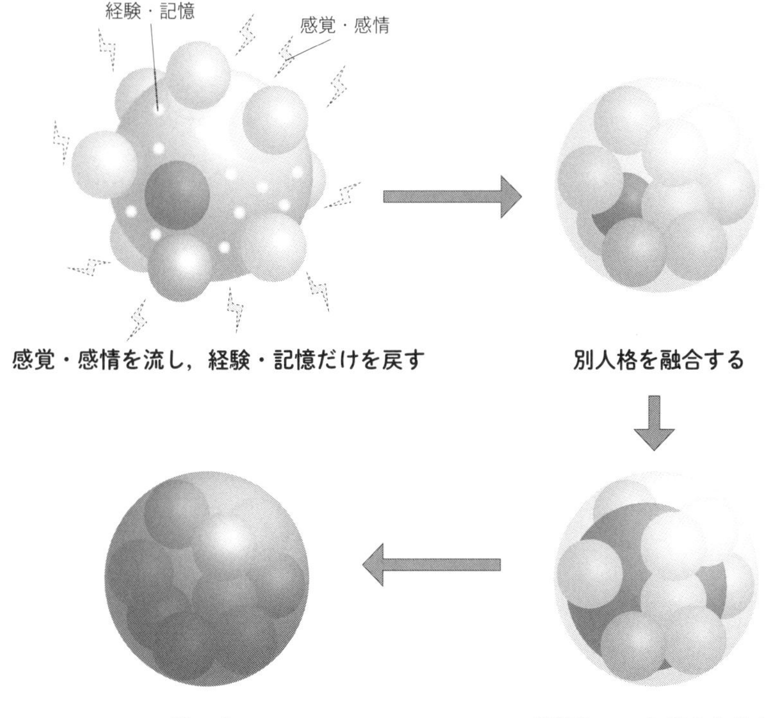

統　合
（解離していた人格たちが基本人格の中に入って
１つになった状態。人格たちは消えてなくなる
のではなく，それぞれの場所に収まっている）

**休眠していた基本人格を
成長させる**

その他,「壺」,「リトル花子」など,解離した部分の呼称は,ともかく患者さんがしっくりくるものを用いることが重要です。

しかし,「心はひとつ」という意味自体がわからないという患者さんが圧倒的に多いので,一筋縄では治療が進まないことも肝に銘じておく必要があります。特に典型的な DID では,それぞれの人格の自己主張が強く,治療に難渋することがむしろ多いのです。第 113 回精神神経学会のシンポジウムで,私は約半数の DID 患者さんが統合拒否したと報告しました。一方で内在性解離はそれが比較的少なく,1 時間ほどのセッション 1 回だけで,統合できるケースも決して珍しくないほどです。

では次に,USPT は実際にどのように行なわれるのかをご紹介します。

USPT の実際

新谷　宏伸

初めに，USPT を行なう前のポイントについて説明します。

(1) 初診の診察前に，内在性解離評価スケールや解離体験尺度（DES：Dissociative Experience Scale）などを記入してもらうと，解離の有無や，後々の治療効果判定に役立ちます。

(2) 診察中は質問紙をなぞりながら問診するよりも，治療者が自分の言葉で，これらの項目に関する具体的なエピソードの有無をたずねていくほうが，見落としが少なくなります。

(3) 解離の症状と並行して，現在，虐待者に支配される環境ではないこと，生活面が落ち着いていること，身の回りのことができることを確認し，初期安定化が達成されていると判断されれば，疾患モデルの説明を行います。

(4)「今の説明が，自分にも当てはまると感じますか？」，「ピンときますか？」とたずね，患者さんが肯定するなら，「バラバラに分かれている心を，もとの１つに戻す」方法として，USPT という治療があると伝えます。

(5) 単に，人格交代が頻回だから，とか，内在性解離スケールや DES

が高得点だから，といった理由で，患者さんにUSPTを適用するべきではありません。「本当にもとの１つの心に戻りたい」という気持ちが確認でき，動機付けできた患者さんには，次ページ囲みのような説明をします。

ここまでの説明は，インフォームド・コンセントの観点から，最低限伝えておくべき，a）USPTを行うことによるメリットとデメリット，です。その他，b）USPT以外にも解離の治療法はあること，c）現時点でUSPTにはエビデンスがないこと，d）治療者が患者さんの膝と肩に触れる治療であること，を伝えます。説明の結果，本人の同意が得られた場合に，USPTを行います。USPTを受ける／受けないを，「自発的に選べる状況」，「選ぶ行為」自体が，これまで迫害者の言うなりになるほかなかった患者さんにとって，治療的に働くのです。

解離の症状による患者さんの苦痛を，できるだけ速やかに治したいと考えるのは自然なことですが，治療者側が性急過ぎないように努めるのも大切です。治療者側でさえ，初めて患者さんにUSPTを行うまでには，様々な心理的障壁があります。ましてや，その治療を受ける側の心がいかに動揺するかは，推して知るべしでしょう。不安はあっていい，患者さんに必要なのは，これまでのbelle indifférence（満ち足りた無関心）とは真逆の態度――「もとの１つの心に戻る」という決意であり，表に出てきた不安にも「ありがとう」と伝える姿勢――です（治療者側に，一歩を踏み出す患者さんへの敬意が必須なことは，言うまでもありません）。

USPT の治療を行うにあたって
特に伝えるべきこと

【1】あなたは，USPT の治療中・治療後に辛い過去（トラウマ）をその時の感情とともに思い出します（思い出した過去を細かく話す必要はありません）。ですが，過去は過去であり，「今ここ」で起きてはいません。過去を思い出した時に，これは自分の歴史なのだと受け入れる気持ちが大切です。過去を否定していると，思い出しても融合されず，ただ辛いだけになってしまいます。逆に 1 つに戻ると決意していれば，思い出したことがプラスの力になります。

【2】心がもとの 1 つに戻ったあとも，人生はバラ色一色ではなく，辛いことも起きます。その時，再び「解離」という逃避的方法を用いるのではなく，「1 つの心で受け止める」ことが大切です。

クライアントへの OSDD（内在性解離）説明モデル

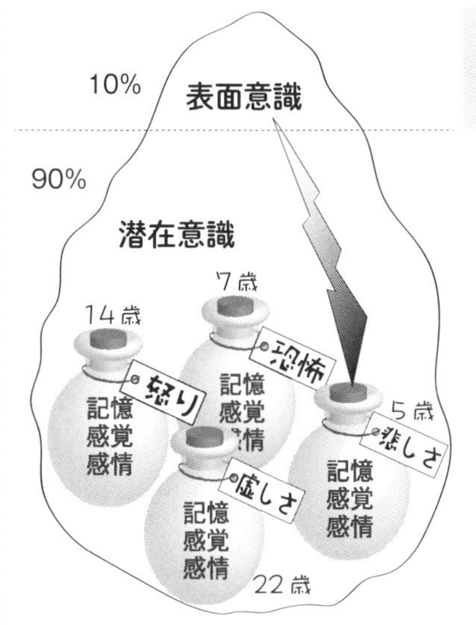

壺（内在性解離）をつくるのは，
短期的には有効な対処法だが，
長期的にみると**デメリットが多い**

デメリット

①使える意識の部分が減る
（→小さなストレスで辛くなる）

②壺の中に感情を貯めこんでしまうと，いつまでも流れない

③似たような体験をしたとき，過去の感情がドーッと壺から出てくる（フラッシュバック）

④向かう方向がばらばらでエネルギー効率が悪い

注　意

- DIDの人格システムでは，「外界を理想化する」人格と，「人を信用できない」人格とが対立しています。対して，内在性解離レベルなら，多くの患者さんは「世の中には，信頼できる相手もいるし，信用できない相手もいる。その中間の，5割程度信用できる人間も大勢いる」ことを肌で理解しています。治療者が，「6割程度信用できる人間」として患者さんの前に存在できるなら，その内在性解離患者さんにUSPTを行う素地は整ったといえるでしょう。
- 人格統合後しばらくは，再解離しやすい状態が続きます。帰宅後に除反応が起こった場合の対処法や，人格の多層構造について伝えつつ，日常生活に焦点を当てていきましょう。

では，USPTの具体的な方法について説明します。

準　備

潜在意識下の別人格と話をしなければ治療は始まらないので，まずは別人格を呼び出す作業から入ります。そのために，患者さんの両膝へ，左右交互にタッピングをするという手技を使います。この手技の特徴は，何より時間がかからず極めて簡単なことです。そして，タッピングしながら，潜在意識下の人格に直接話しかけるだけです。ほとんどのケースでは，1分以内に交代人格を呼び出すことができます。勿論，自分で別人格を呼び出せるようなDIDの患者さんでは，呼び出すのにタッピングは必要ありません。治療者に触れられるのも嫌という患者さんでは，タッピングは不要です。タッピングは潜在意識に入りやすくするためだけの手技ですから，絶対必要というわけではありません。

患者さんと真向かいに座り，リラックスしてもらえるように努めます。顕在意識は邪魔になるので，

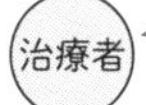

眠る直前みたいに，ボーっとしていて下さい。

と伝えます。

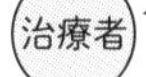

こちらからする質問に対して，自分で考えて答えるのではなくて，浮かんできたことを教えて下さい。湧き上がってくる感情は抑えないで，泣きたくなったら泣いて下さい。表のあなたは通訳みたいに伝えてくれればいいのです。

と言うとわかりやすいようです。そして目を閉じてもらえば，これで準備完了です。

タッピング

患者さんの両膝を左右交互にトントンと速すぎず遅すぎず，脈拍よりやや速いくらいの適当なペースで，軽く指先でタッピングするだけの，極めて簡単な手技です。本当に適当です。左右交互刺激というところに意味があるので，膝にこだわる必要もありません。手でも肩でもどこでもよいのですが，膝は女性でも抵抗が一番少ないようなので，膝にタッピングをしているのです。今までにあらぬ疑いをかけられたことは一度もありませんが，ミニスカートなど，タッピング時に肌と直接触れる可能性がある場合には，タオルをかけるなどの配慮をしたほうがよいかも知れません。

性的トラウマの強い患者さんには，1対1にならないように，患者さんが信頼している人に同席してもらったり，何回か診察を繰り返して，しっかりと信頼関係が築かれた上で施行したりするなど，拒否反応を起こさないような注意も必要です。そして，

治療者

○○さんの中の，辛い時に代わってくれた，辛さを背負ってくれた○○さん出てきて。

中の自分に，出てきてって伝えてみて。

などとタッピングをしながら話しかけます。

子供人格を呼び出すには，何と呼ばれていたかをあらかじめ聞いておいて，その呼び名を使うほうが子供人格を表出させやすいです。異性の名に改名した性同一性障害（GID）の患者さんでは，改名前の名前で呼び出すまで，子供人格が表出しなかったケースもありました。別人格が出てきたかどうかは，表情が微妙に変化したり，いきなり泣き出したりするので大体わかります。

治療者

あなたは何歳の○○さん？

と質問すると，典型的な場合には，患者さんの脳裏にまず数字が浮かび，その後にその別人格が背負ったストレスが想起されます。年齢ではなく，「小学生」，「中学生」等でも全く構いません。

年齢が浮かばない時でも諦めずに，

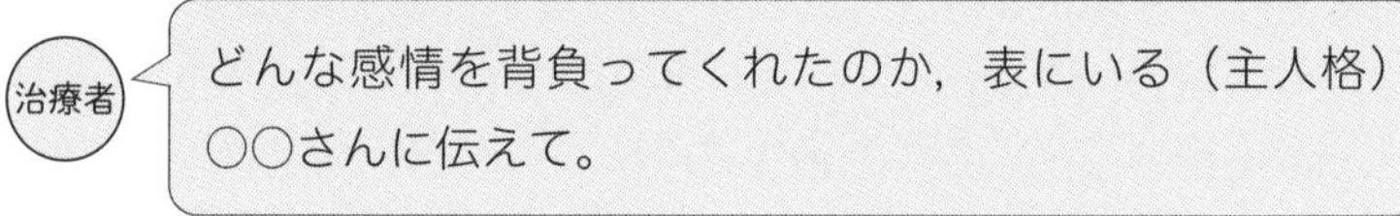

などと言うと，主人格にその感情が伝わってくることがあります。

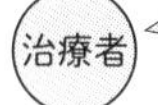

苦しい時に○○さんの代わりに苦しさを担ってくれたのですね？

という具合に話しかけていきます。精神的苦痛のみではなく，身体的苦痛を担っている場合もあります。長年の背部痛が，幼児期の交通事故の痛みを背負ってくれていた別人格の影響だったことがあり，その患者さんは，融合した途端にその痛みが消えました。

別人格の話を一通り聞いたら，

治療者

あなたがいてくれたから○○さんはとても助かったの。ありがとう。だけど，離れていると辛い気持ちをずっと抱えてしまうことになるから，あなたも辛いでしょう？
1 つになると辛さが流せるし，あなたの辛さに耐えた強さが入るから，しっかりした○○さんになれるの。
それにあなたが消えるわけではないから心配しないで。

というような言い回しで，融合するように諭します。

そして，主人格に対しては，

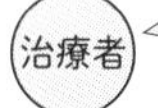

中の人にしっかり感謝の気持ちを伝えて，1 つになるように諭して。いいよって言ってくれるか，嫌って言われるか，反応がないか，確かめて下さい。

と話します。

記憶や経験というのは，その人にとって必要なものです。どんなに辛い経験であったとしても，それは学びなのだから，それを受け入れるように，とにかく納得いくように諭すことが肝心で，それができなければ融合，統合はできません。

ただし，別人格が頑として融合を拒否する場合というのは，すなわち主人格が融合を拒否している証なので，主人格に対するカウンセリングからやり直す必要があります。その別人格を後回しにして，他の別人格の融合を見ているように伝えると，後で呼び出した時には，あっさり納得して融合する場合もあります。

主人格の意識が強すぎて，内部の人格が出てくるのを邪魔することもあります。例えば，「あなたは何歳の○○さん？」と聞いた時に，すぐに自分の意識で実年齢を答えてしまうような患者さんには（別人格が実年齢と同年齢の場合もあるので注意），

治療者　あなたの意識で答えないで，あなたが答えるのではなく，頭に浮かんできたことだけを伝えてくれればいいのです。

と告げてみるとよいでしょう。それでもだめなら，日を改めてやり直すと意外にうまくいく場合もあります。

話しかけても黙っている場合，別人格が表出していない時もありますが，黙って耐えるという役割の別人格が出てきている時があるので，

治療者　あなたは黙って耐えてくれていたのですね。

というように話しかけるとそれがわかります。このように，別人格が出て来にくい場合について，詳しくは後述します。

なお，別人格を表出させるためのこのタッピングは，最初の別人格が出てきた後は行なわなくても，呼びかける言葉だけでスムーズに呼び出

すことが可能です。最初のタッピングもしなければいけないものではありませんが，やはりタッピングをしたほうが入りやすいという患者さんも多くいます。繰り返しになりますが，両膝への交互のタッピングは潜在意識へ誘導しやすくするための手技です。そもそも USPT は，呼び出し部分と融合・統合でタッピングを使うから USPT というのです。タッピングは大した手間でもないので，「ルーティーン」として，是非やって頂きたいと思います。

融　合

別人格が納得したら患者さんの横に立ち，

治療者
辛い気持ちはもう過去のこと，終わったことって思えば大丈夫だから，覚えていることだけを持って行って下さいね。そうすれば思い出しても辛くなくなるから。

などと声をかけながら，片方の肩甲骨付近を軽く，今度は「片方の手のひら」でタッピングします。タッピングする前に自然に融合したというケースも時々あります。

タッピングの速さに関しても脈拍くらい，適当でよいのですが，「タッピングのスピードが速いと，人格融合をせかされている感じがして嫌」という患者さんもいましたので，患者さんにどれくらいが心地良いか，直接聞いてみてもよいでしょう。

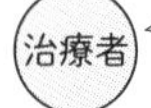

1 つになると，スウッと気持ちが軽くなったり，身体が温かい感じになったりしますから教えて下さい。

と伝えておきます。

融合すると，「身体が温かくなった」と言う患者さんが多いです。他にも，「すうっと入った」，「急に軽くなった」，「身体の中に消える感じになった」，「スポンっと入った」などと表現することもあります。

この融合の繰り返しに患者さんが慣れてきたら，別人格をまとめて融合することも可能です。出てきた別人格に，

治療者　中の人を集めてくれますか？

と聞き，了解してくれたら，

治療者　集まったら教えて下さい。

と言い，ただ待ちます。「集まりました」と患者さんが言ったら，

治療者　何人集めてくれましたか？

と聞き，それが５人なら，

治療者　集まってくれた５人の人達も，辛い気持ちは全部過去のものって思えばいいですからね，覚えていることはしっかり持って行って，１つになって下さいね。

と言って，肩甲骨付近をタッピングして，主人格に融合します。ここで集まる別人格は，似たような感情，例えば怒りなら怒り，淋しさなら淋しさといった感情を持った別人格で，人数は１人から数百人までと様々です。

別人格が納得しているはずなのに，融合しない場合というのは，本当は完全には納得していないか，邪魔している別人格がいるかです。その別人格は本人の別人格の場合と，後述する憑依人格の場合があります。

別人格に対して，

治療者
1つになりたくない理由がありますか？

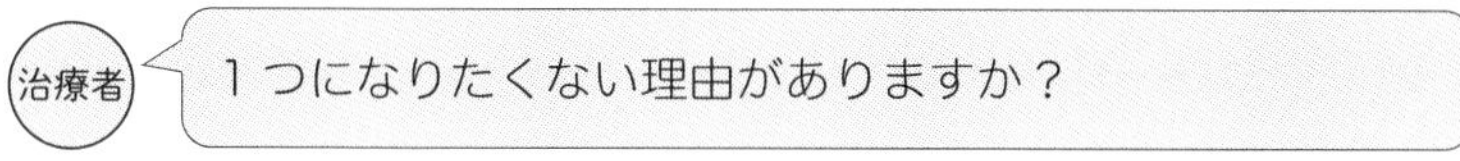

と聞いたり，

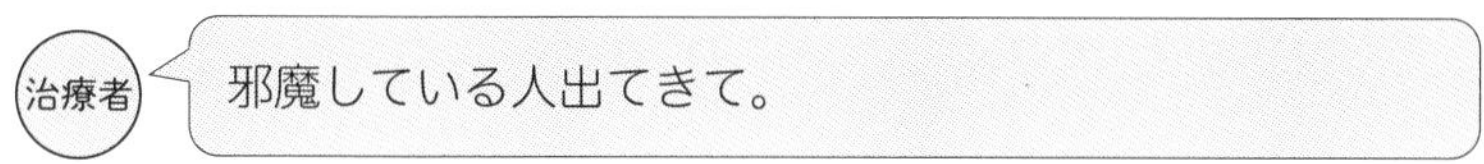

と呼び出したりして対処します。

このようにして，ほぼ人格の融合が進み，患者さんの統合へのモチベーションも高いことが確認できたら，

治療者
主人格の，あなたの意識で中の人を集めて下さい。

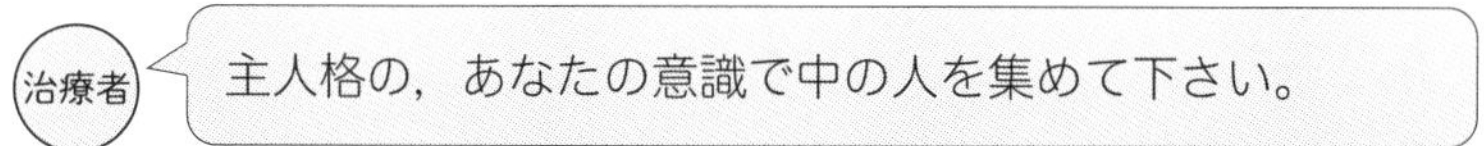

と伝えて，残っている別人格を集めてもらうとよいでしょう。これは統合までの時間の短縮になります。

ただし，これを治療早期からやると，「聞いて欲しいことが一杯あるのに対応されなかった」と感じる患者さんもいるので，性急にやらないようにしましょう。短時間で治療できることがUSPTの最大の武器ですが，早ければ良いというものでもありません。個々の患者さんに合わせて，柔軟に対処しましょう。

タッピングについて

身体に対するタッピングという手技自体はUSPT以外でも用いられ，精神面での様々な治療効果が報告されています。しかしながら，詳細なメカニズムはまだ何もわかっていないのが現状です。

恐らく左右交互のタッピングはEMDR同様，脳を左右刺激することで普段使われていない何らかの脳機能を賦活し，潜在意識へ導入するのでしょう。

アメリカのモンロー研究所という所では，幽体離脱を科学的におこさせようとする試みを行なっています。タッピングではありませんが，その方法は，左右の耳へ周波数の異なる音を別々に聞かせるという至ってシンプルなものです。古くから，目の前でコインをぶらぶらさせて眼球を左右に動かし催眠に誘導するという方法が使われてきたように，脳を左右交互に刺激することには，どうやら不思議な効果があるのは間違いなさそうです。

肩をタッピングする意味

山本 貢司（田園調布カウンセリングオフィス）

危機的状況の時に人間は体を丸めて防御の体制に入ります。背中は外敵にさらされて，攻撃を受けますが，それでも耐えられるように，筋緊張と感覚麻痺が同時に生じます。その部位をタッピングすることで，解離を生じさせている背側迷走神経に何らかの影響を与えるのではないでしょうか。心臓や気管支，肺の一部には迷走神経腹側核（複合体）から神経線維が伸びているので，身体のタッピングの刺激が迷走神経の神経核にフィードバックされて変化が生じる可能性があります。その点では，肩甲骨付近以外でも解離を解除する反応が生じるかも知れません。ただ，人は背中をトントンされると安心するように，背側迷走神経と背中の関係に何か特別なものがあるのではないでしょうか。

基本人格への対処

内部の別人格が主人格にほとんど融合したと考えられたら，基本人格を呼び出します。強い感情を持った別人格が残っていると，基本人格を成長させている時に，その残っていた人格の年齢で成長が止まってしまったり，そもそも基本人格が出て来なかったりすることがあるからです。

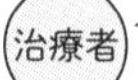

本当の，生まれた時の○○さん，一番小さい○○さん，もう怖くないから隠れていないで出てきて。

などと声掛けして呼び出します。基本人格は，最も小さい子供人格です。したがって，もしも治療経過中に出てきた最年少の別人格よりも年上の別人格が出てきた場合，それは基本人格ではないと言えます。

本当の基本人格かどうかは，

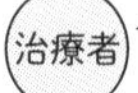

あなたより小さい子がいないか，心の中で探して。

と調べさせるとよいでしょう。むしろ1回で基本人格が出てくることのほうが少ないので，呼び出した別人格が，「母胎に来たばかりの胎児」でない限りは，再確認する必要があります。基本人格は，胎児であることも珍しくなく，むしろ多いくらいです。基本人格が出てきたら，

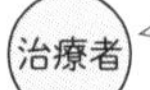

あなたの代わりに辛いことに耐えて，主人格の○○さんは大きくなってくれたの。もう大人になっているの。別の自分に頼って生きていくと，辛さが溜まって，かえって生きづらくなるから。
これからは，あなたが大きくなって生きていかなくちゃ。

○○さんの強さが，あなたに入るから大丈夫だよ。大きくなろうね。

と声を掛け，実年齢まで成長させます。その際，

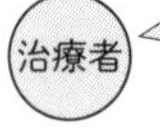

離れている○○さんをあなたにくっつけながら大きくなっていってね。

と言って残っている別人格をまとめてしまうとよいでしょう。

通常は数十秒から数分で普通は患者さんから，「なりました」と言ってくれますが，やけに時間がかかる時には，

治療者

大きくなろうね，どんどん大きくなれるよ。

今いくつになったの？

などと声掛けしましょう。途中で止まってしまう場合は，その年齢の別人格が残っている証拠なので，その年齢の別人格を呼び出して，成長中の基本人格に融合するよう諭します。そして実年齢まで成長したら，

治療者

あなたはそのまま待っていてね。

と基本人格を待たせておきます。

基本人格が表出しづらい場合については後述します。

統　合

基本人格が実年齢まで成長したら，基本人格はそのまま待たせておき

ます。そして主人格を呼び出し，

治療者

基本人格という，本当の○○さんは成長しました。
あなたのおかげで○○さんはとても助かりました，ありがとう。
今度はあなたが覚えていることを全部持って，○○さんの中に入って，１つになって支えてあげて下さい。

と指示して，前述のように肩甲骨の辺りをタッピングして統合します。

基本人格のほうが主人格に入りたいと言い，主人格がそれに納得して統合した患者さんが過去にいましたが，しばらくしてから，「窮屈な感じになってきた」と言っていたので，やはり原則に忠実なほうがよいでしょう。

統合すると，どの患者さんも物の見え方が変わります。少人数融合しただけでも違いがはっきりわかるという患者さんもいます。実際に統合前後で視力検査をした結果，明らかな改善を認められた患者さんもいました。他に，視界が明るくなる，視野が広がる，頭の中が静かになる，自分というものが明確にわかる，などの変化が必ず起きます。逆に言えば，それがなければ統合は不完全です。

また，USPT は分割して進めることが可能というメリットがありますが，統合に至る過程で精神的に不安定になる場合も，特に治療開始直後には多く認められます。解離は層構造で，表層部分が融合すると，奥に潜んでいた別人格が出易くなると考えられます。あらかじめ，

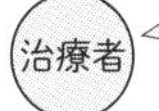

それは好転反応であり，別人格に頼らず，過去をしっかり受け入れる気持ちがあれば大丈夫。

と説明しておくとよいでしょう。

統合後のフォロー

解離は，その患者さんにとって，長年のストレス対処習慣だったわけですから，そう簡単に完全統合はできないと考えたほうがいいでしょう。本当に内在する人格が全て統合したのかは，常に疑ってかかる必要があるのです。また1回統合しても，その後に再解離することは決して少なくありません。前述したように，基本人格を呼び出しても，それが本当の基本人格なのかどうかさえ実際にはわかりません。感情不安定だったり，フラッシュバックしたりするのであれば，USPT を何度でも行なう必要があります。1回完全統合したと思われても，その後のタッピングで残っていた人格が出てくることは決して稀ではないことを肝に銘じておきましょう。

- ◆ 頭の中を探らない
- ◆ 自問自答をしない
- ◆ 嫌なことから逃げない
- ◆ 気持ちのいいふわっとした感覚になりそうになったら，ぐっと力を入れて自分に戻す（軽いトランス時に交代しやすいため）

などの注意を与えて，長年の解離する習慣を止めさせることが重要です。「別人格が居なくなって寂しい」というだけの気持ちで，統合後に「居るだけ」の人格を複数作ったケースもあります。

別人格が表出しにくい場合の対処

原因の第一は，患者さん本人が本当の意味で治りたいと思っていない場合です。辛いことは封印しておきたい，別人格に任せておきたいという気持ちが抜け切らない患者さんには，それを理解させるまで，治療者はじっと待たなければならないこともあります。ある患者さんが，「別人格を融合するのは，自転車で言えば補助輪を外される感じ」と話していましたが，「子供の時は補助輪も必要だったかも知れないけれど，大人になったらかえって補助輪を外したほうが走りやすいでしょう？」と答えると納得してくれました。要するに，本人が納得できるようにいかに諭せるかどうかが，治療者の腕の見せどころです。

第二は，良い子でいる人格や，思い出さないようにする人格，ブロックする人格がいる場合です。この場合には，

治療者　良い子でいる役目の人，出てきて。

「ブロックする役目の人，出てきて」
「黙って我慢する役目の人，出てきて」
「他人の言うことを聞かないようにする人，出てきて」
「話しても無駄だと思っている役目の人，出てきて」

などとタッピングしながら話しかけると，反応して出てくる場合があります。それでも頑固に出て来ない場合は，前者の対処しかないでしょう。

第三は，後述の憑依人格に邪魔される場合です。子供人格を融合しようとした時に，子供の憑依人格が，遊び相手がいなくなるのを恐れて邪魔するようなことはしばしばあります。統合することによって，居心地が悪くなるのを嫌がって邪魔をする憑依人格も珍しくありません。クリニックに患者さん本人は来たいのに，体調を悪くさせたり，来たくない気分にさせたりすることもしばしばです。

また，「後ろに引っ張られる」，「頭の中がもやもやする」，「胸が苦しい」など，患者さんが身体症状を訴える場合にも，憑依人格の存在可能性が高まります。その際には，「引っ張っている人出てきて」，「もやもやの原

因の人出てきて」などと話しかけると，それに関わる憑依人格が表出してきます。

いろいろ試してみても別人格が表出して来ない場合，主人格に対して，思い出すと当時の感情がそのまま湧き上がるエピソードを聞いて，それを背負ってくれた別人格を呼び出すと反応がある場合もあります。また，「お母さんに甘えたいのに，甘えられない辛さを背負ってくれた人格」は，高率に存在するので，指定して呼び出すと表出しやすいです。

基本人格が出て来ない場合

基本人格を呼び出しても出て来なかったり，出てきたとしても年齢的に基本人格としては疑わしいと考えられたりする場合があります。その際には，年齢退行をさせて，母胎内に戻ってもらいます。そこで安心感を持てていれば，それはトラウマになるようなストレスを受ける前の基本人格と考えられます。これができない場合は，統合に対する拒否反応と考えられますので，主人格に対して，統合の意欲を高めるアプローチから始める必要があります。

また，過去世・未来世療法（第８章参照）から入って探る方法もあります。過去世・未来世から母胎内に戻ってきた人格は基本人格と考えられるからです。一旦統合した後に過去世・未来世療法を行ない，母胎内に戻ってきた人格に対して，

治療者　母胎内にいるあなたは，表のあなたと同じですか？

と質問し，「違う感じがする」と言えばそれは真の統合ができていなかったことを意味するし，「同じ」と言えばそれは統合ができていることを意味するわけです。

このように，過去世・未来世療法は人格統合の確認にも使えますが，

これについての詳細は「USPT と催眠」の項（p.83）に譲ります。

次に，どのような別人格が表出してくるかを説明します。

憑依人格への対処

USPT を使って潜在意識下の人格を呼び出すと，通常は，「3 歳の○○」，「5 歳の○○」など，そのトラウマを受けた時の年齢別に人格が分かれています。

一方，意識内部で，別人格が成長していることもあるので，

治療者　あなたは○○さんが何歳の時に生まれたの？

と聞くと，それがはっきりわかります。

患者さんより年上の人格が出てくる場合もありますが，これは憑依人格であったり，年上の人格に守ってもらいたいという意識から作り出されている別人格であったりすることが多いです。別人格が話す時には，閉眼したまま頷くだけのレベル，閉眼したまま主人格に伝えるレベル，閉眼したままだが直接話すレベル，開眼してはっきり話すレベルと様々な場合があります。これは前述の通り，解離のレベルによると考えられます。当初は内在性解離だと思って治療していても，途中から明確な DID であったことに気付かされるというケースも時々あります。

また人格の数は 30 人以上が普通で，数百人ということも稀ではありません。また，本人ではないと話す，前述した「憑依人格」が出現してくることも珍しくありません。

ここで，ラルフ・アリソンの言葉をご紹介しましょう。

私は自分の信念を繰り返すことしかできない。誠実な医師になりたければどのような方法であれ最も患者のためになる方法を利用するべきだ。私の場合，この信念に従った結果，しばしば奇妙で非正統的な方法，宗教的な手段まで利用することになった。しかしそのような方法でたくさんの患者の治療に成功した。なんといっても患者の幸福が最優先である。患者たちは，ほんとうに「憑依」されていたのだろうか？わたしにはわからない。患者が治ったのは，間違った理論が，たまたま正しく働いた結果なのかもしれない。おそらくわたしは「霊」を祓っていたというより，交代人格に対する型破りな手法を「発見」したということなのかもしれない。現時点では，わたしは自分の経験を書き表すことしかできない。いつかは研究の進歩によって，人間の心のこの魅力的で論争の的になる側面に，きちんとした答えが出る日がくるのを期待している。

（『「私」が，私でない人たち—「多重人格」専門医の診察室から』第8章「『憑依』と『霊』の世界」より引用）

さらに，安克昌先生の言葉もご紹介します。

シャーマン文化圏では，このような“お祓い的治療”は古くから行われており，それなりの有効性があることは疑えないのである。私自身，患者にお祓いを奨めこそしないが，医者に隠れてお祓いを受ける人がたくさんいることは心得ている。そして，時にはそれが効を奏する場合もないわけではない。

（『「私」が，私でない人たち—「多重人格」専門医の診察室から』別冊付録解説「多重人格研究の歴史とアリソン理論」より引用）

率直に言って，この書籍の中で憑依「霊」について触れることには，大きなためらいがありました。憑依霊というテーマについて書こうとすれば，大多数の精神科医が脊髄反射的に拒絶することは，目に見えているからです。確かに，医学の一分野である精神医学を専攻する医師の立場からすれば，「憑依霊について論じるなど正気の沙汰ではない」と思われても，仕方がないのかも知れません。ですが，もしもラルフ・アリソンの功績に敬意を払うのであれば，憑依霊について無関心を装ってはならないでしょう。アリソンの著書『Minds in Many Pieces, The Making of a Very Special Doctor』の日本語版『「私」が，私でない人たち―「多重人格」専門医の診察室から』が出版されて，23 年が経過しました。アリソンはこの書籍に，多重人格患者を治療中に憑依霊が出現した体験を，勇気を持って生々しく記しており，安克昌先生が別冊の解説で補足しています。しかしながら，時の経過は，必ずしも憑依霊の理解を深めていません。解離性障害の成書において，憑依霊に関する記載はなかなか見当たらないのが現状です。私はこう考えます。精神科臨床に携わる者は，アリソンの期待に完全に応えることは難しくとも，その姿勢は示すべきでしょう。憑依霊を肯定するにせよ，否定するにせよ，保留するにせよ，立ち位置を明確にすることによって，DID 治療分野の発展につながるはずですから。

本著で憑依霊について触れないことも可能でした。そのほうが万人に受け入れられたかもしれないし，いらぬ批判を回避できたことでしょう。ですが，それは DSM-5 にまで憑依型 DID に関する記載が登場するようになった，21 世紀の臨床を担う立場の者がとるべき態度ではないでしょう。

私たちが憑依霊について論じるのは，決してオカルト現象に興味があるからではありません。好んで霊の実在性を論じたいからでもなければ，霊が存在するかどうかをつきとめたいからでもありません。オカルト現象をセンセーショナルに取り上げたいからでもありません。臨床上必要だから，語るだけです。私たちは，臨床に貢献することのみに関心を持っています。誤解されないよう強調しておく必要がありますが，USPT の治療手技は，決して，積極的に憑依霊を呼び出し，何かしら働きかけをしようというものではありません。憑依霊を扱うのは，あくまで通常の治療中に突然憑依霊が出現してしまった場合です。出現してしまったケースでは，それに対処が必要となります。その対処法を，タンゴを踊りたがっている相手に，ワルツを踊れと強要し，「ワルツを踊らなければ関わらない」とひたすら伝え続けても，良好な関係は築けません。

私たちはこれまで，治療中に，患者さんの中に“憑依霊（と表現するにふさわしい現象）”を見出したことが何度もあります。その上，その現象に対して無視を決め込んだ時には，かなりの割合で治療が停滞してしまいました。ゆえに，出現した“憑依霊”を扱うことが，臨床上有益であると考えます。ちなみに，DSM-5 には，少女の霊によって同一性が取って代わられているような印象を与える患者さんの行動などが，例に挙げられていますが，憑依霊という現象が真実か否かについては明言されていません。

われわれ臨床家の役割は，憑依霊の真偽を審判することではなく，患者さんに寄り添うことにあるのですから，DSM-5 の内容には肯首するばかりです。

それでも，憑依霊という言葉がうさん臭くて受け入れられなければ，“外部からのエネルギー”と言い換えてはどうでしょう。目に見えずとも，人体に影響を与えるものはあります。例えば思考であり，例えば紫外線です。思考は（主として）“内部からのエネルギー”であり，紫外線は“外部からのエネルギー”です。思考に脳内の電気信号が関与しているのは確からしいですが，電気信号の概念だけで思考についてのすべてが説明できるわけではありません。また，およそ 200 年前に紫外線が発見される前から，この世界に紫外線は存在していました。同様に，われわれ人類がまだ知り得ていない“外部からのエネルギー”があっても，それほどおかしなことではありません。それを，ある文化圏の人は憑依霊と呼ぶのでしょう。通常，DID の別人格には，それぞれにアルバイトをする役割，自傷行為を引き受ける役割，怒りを持ち続ける役割などがありますが，憑依霊はそのような役割を持ちません。“外部からのエネルギー”は，患者さんの主人格と融合はできないので，外部に還す必要があるのです。

憑依人格の特徴

呼び出した別人格に対して，「自分とは違う感じがする」と患者さんが訴える場合は稀ではなく，これを前述のアメリカの精神科医アリソンやウィックランドは憑依「霊」と考えています。USPTを行なっていると，遅かれ早かれ憑依「人格」と遭遇するでしょう。それが「別人格」なのか「霊」なのか，ある程度の鑑別は可能です。

一般的に憑依というと「妄想」と考えられますが，いわゆる憑依妄想は，「私は～にとりつかれている」という主訴です。患者さん本人がそのような自覚がないにもかかわらず，USPT中に表出してくる憑依人格は，妄想の産物とは明確に区別ができます。また，憑依妄想の患者さんは，憑依妄想だけではなく，他にも関係妄想や被害妄想を持っている場合が多いのも特徴で，概ね日常生活も破綻しています。

憑依「霊」は，融合・統合に参加しないので他の別人格とは分けて考える必要があります。USPTを施行していて，患者の眼瞼が細かく動く時（目が開きそうだと患者さんが訴えることがあります），患者さんが身体症状を訴える時や寒気を感じる時には，憑依「霊」である可能性が高まります。

通常，年齢や名前から憑依「霊」であることは容易にわかりますが，普通の別人格に成りすました憑依「霊」もいるので注意が必要です。また，その逆に憑依「霊」を装った憑依「人格」も稀ではないのでややこしいのです。この場合には，やけにはっきりとスイッチして話をしますし，突っ込んで話を聞くと，矛盾点が浮き彫りになります。憑依「霊」の多くは，患者さんを通してボソボソと伝えてくる程度で，自己主張に乏しいものです。

別人格としての役割を聞いて，「特にない」，「居心地がいいから居る」と答える場合は疑ってかかったほうがよいでしょう。また，患者さんが，「自分の別人格だと思う」と言っても，理由なく融合・統合を拒否する場合には，憑依「霊」の可能性があるので注意が必要です。対処法に関しては後述します。

憑依人格への対処法

「霊」というと抵抗がある方も多いと思われるので，ここでは憑依「人格」と呼ぶことにします。憑依人格は患者さん本人ではないので，当然のことながら融合・統合はしません。真の憑依「霊」なのか，憑依を装った別人格なのかは非常にわかりにくい場合もあり，結局わからない場合も稀にはありますが，どちらにしても治療によって不快な症状が消えることが目標です。憑依人格と対話することに対しては様々な意見がありますが，物質としての身体がないだけの人間なのですから，必要以上に怖がることはないでしょう。

いろいろな手法があるようですが，特別な難しいことでは決してなく，年齢・性別・死因・時代背景等を聞いて，患者さんの別人格ではないと考えられたら，天国へ帰る（＝光のほうへ帰る）ように諭せばよいだけです。憑依人格が納得すれば，光が見えてくるので，その方向へ進むように伝えればよいのです。

この世に執着していない憑依人格，例えば死んだことを理解していないだけのような場合，輪廻転生を説明し，

治療者：天国に帰りたいと思うと光が見えてくるから，その方向へ行こうと思えば，身体がないのだからすぐに行けますよ。

と言うだけです。それでも納得できず，死んだことに理解が持てない場合には，患者さんに，

治療者

〇〇さん，ボーッとしたまま目を開けて，身体を見せてあげて。

と伝え，

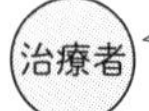

中の人，よく見て。それは自分の身体じゃないことがわかったでしょう？

と言えば大概は納得してくれます。

家族を残して死んだことで，残された家族を心配しているような場合には，「今，家族を見ようとあなたが思えば見えるから，見て」と言えば，今家族がどうなっているか見ることができます。また，「心配かも知れませんが，身体がないのだからどうしようもないし，天国から見守ってあげたらどうですか？」，「天国から見守って欲しいって，ご家族も思っていますよ」などと言うのもよいでしょう。

身体的苦痛を訴える憑依も多いのですが，「もう身体がないのだから，痛くないですよ。痛いという思いがそう感じさせているだけです」と伝え，納得しさえすれば苦痛は消えます。

誰かを恨んだまま死んだケースでは，「あなたが罰さなくても，必ず相手は報いを受けます。それで天国に行けないのでは，あなたが損してしまうだけでしょう」，「許しの愛を学ぶことが大切なのです」などと伝えましょう。

自殺したという憑依人格には，対処法が少し異なります。自殺の場合は死後も楽になっておらず，暗い世界にはまり込んでいます。

「自殺しても楽になっていないでしょう？　死ねば消えるか楽になるかって思っていましたか？　他人を殺すのも自分を殺すのも，命を絶つという意味では同じことです。してはいけないことをしたから辛いままになっているのです。あなたが自殺したことで家族を悲しませたでしょう？　自分のお葬式は見ましたか？　してしまったことだから仕方ないけれど，きちんと反省さえすれば，次の人生に進めますよ。どうしますか？　今のまま暗い所にいるか，次の人生に進むか，自分で決めて下さい」，「あなたがとり憑いたことで，○○さんも具合が悪くなったのです。死んでからも他人に迷惑をかけてはダメでしょう？」などと言って諭します。

殺されたという憑依人格では，時にその霊の前世を見せるとよい場合があります。例えば前世で逆に他人を殺してしまっていたような場合，その罪滅ぼしとして現世で殺されたとなれば納得がいきます。憑依人格に対しては，「前世が見えるから見てみましょう。どんな人生を送っていますか？」と聞くだけで憑依霊には前世が浮かんできます。

また，戦争で亡くなったという憑依人格も時々出現します。その際には，「あなたたちのお陰で，今は平和な世の中になりました」と一言添えると納得してくれることが多いです。

ともかく，人格統合と同じで，相手が腑に落ちるようにいかに諭すかだけです。身体がないだけで元々は普通の人間なのですから，話せばわかるのは当たり前です。ただし，普通の人間の中にも他人の意見を素直に聞けない人間がいるように，話してもわかってくれない場合には対処不可能なことも稀にはあります。

他者人格

[特徴]

生きている知人の人格が，USPT では表出してくることが時々あります。

「この人が憎い」というだけではなく，「この人を好きだから」，「この人のことが心配だから」と，その存在理由を話すこともあります。

その出てきた人格が，「患者さん本人ではない」と言うのにもかかわらず，「自分は死んでいない」と主張する場合には，この他者人格の可能性を考えるべきです。勿論，死んでいることが理解できていないだけの憑依人格の場合もあります。この場合は，患者さんの知り合いかどうかで判別可能です。なぜなら，他者人格は知人をターゲットに来るので，見ず知らずの人に来ることはないからです。またこの他者人格は何回も来るので，同じものが何人もいることも珍しくありません。

なお，他者人格は，飛ばした本人が意識的に飛ばしていない場合がほとんどなので，名前などから本人が特定できたとしても，決してその人を問い詰めたりしないように，患者さんには注意を喚起しておく必要があります。

[対処法]

この人格も当たり前ですが融合・統合には参加しません。

この場合は，「思いを飛ばすということは，自分も相手も体調が悪くなったり，精神的に不安定になったりするだけで，何一つ良いことはないのです」と，自分の身体に帰るように諭します。納得したら背中（両肩の中間，首の付け根あたり）をタッピングすることでそれを促すことができます。きちんと帰った場合には，「軽くなった」と患者さんが感じます。亡くなった人の憑依ではないので，他者人格の感情の対象とはならない治療者に対して，悪影響を及ぼすことは全くありません。

ここまで述べてきたように，USPT は非常に有用性の高い治療法ですが，勿論誰にでも効果があるわけではありません。

USPTの適応と限界

小栗　康平

内在性解離は見逃されやすい

内在性解離患者さんの，一般的な診断基準による診断名は，うつ病，パニック障害，境界性パーソナリティ障害（BPD），適応障害，統合失調症，恐怖症などです。要するに，解離性障害とは診断されていないケースがほとんどなのです。

何回も繰り返しになりますが，従来の診断法では完全に見逃されてしまうと言っても過言ではないでしょう。内在性解離患者さんは，幼少期よりストレスを既に多数背負ってきているので，うつ状態になりやすく，うつ病と診断されたり，さらなるストレスに弱いので，単純に適応障害と診断されたりしやすいわけです。内在する別人格の声を，単なる幻聴と考えてしまうと，統合失調症と診断されてしまいます。ストレスが徐々に溜まってきて，思春期以降に感情不安定，自傷，摂食障害などで受診すると，BPDとも診断されやすくなります。勿論，内在する別人格を統合することで治癒する内在性解離単独の場合と，合併症として内在性解離が存在する場合とがあります。統計は出していませんが，PTSDと診断されている患者さんでは，実は単純なPTSDではなく内在性解離だったというケースが多い印象があります。また，注意欠如・多動性障害（ADHD）や自閉症スペクトラム（ASD）など発達障害の患者さんも，幼少期より厳しい状況にさらされやすい等の要因のため，解離を合併しやすくなります。

これらの診断名がついた患者さんでも，人格解離の説明をして，解離の可能性があり，同意が得られれば，基本的にはUSPTの適応となります。普通のストレス対処法と，解離機制による対処法とを図示し（次ページを参照），「あなたはどちらの対処法ですか？」と聞くとわかりやすいでしょう。緊張が強かったり，主人格の意識が強く入ったりする患者さんは，別人格が表出しにくいですが，日を変えて施行するとはっきりしてくることもあります。

USPT治療の留意点と限界

患者さんの同意がとれなければ，USPTを施行できないのは当たり前ですが，主人格が，「困難があっても自分で乗り越えていく」という気持ちがなければ融合・統合はできないので，USPTを施行しても徒労に終わります。以前は初診でUSPTを施行することもありましたが，いきなり長年のストレス対処法を変えて，過去を受け入れろと言われても，心底納得できる患者さんは数少ないので，初診では解離システムについての説明だけに留め，納得がいったら再来院を勧めるようにしています。

ASDの患者さんでは記憶・感情が，解離とは別に「脳に刻まれた」かのように停滞する現象が多くの臨床医によって報告されており（タイムスリップ現象），それが解離によるものかどうかの判断は難しいことが多いです。こだわりの強いASDの患者さんでは，USPTの効果を期待できないことが多い印象です。

統合失調症の患者さんは前述のように，妄想的に人格を作り上げるこ

ストレス対処法［再掲］

〈普通のストレス対処法〉

ストレスは時間の経過とともに流れてゆくので，
その時はその時だけのストレスを受ければすむ。

ストレスを受ける

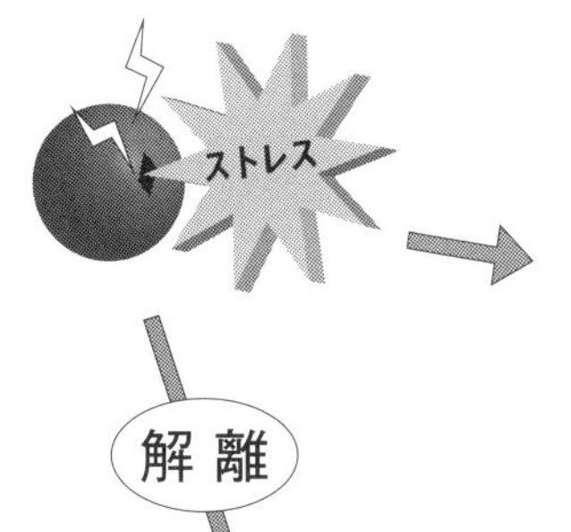

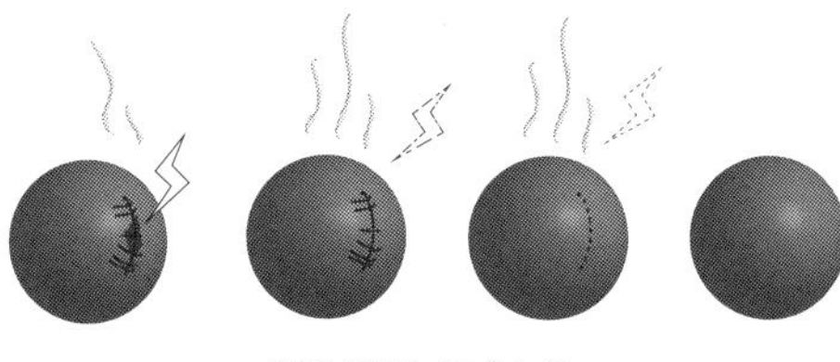

時間が流してくれる

解 離

別人格
別人格
主人格
別人格
基本人格
別人格
別人格

新たなストレスがかかると…

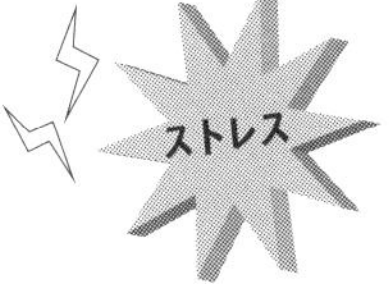

〈解離機制によるストレス対処法〉

新たなストレスに保持していたストレスが刺激され，
現在と過去のストレスをいっぺんに受けることになる。

それぞれの人格は，
自分が解離した時の
ストレスを持ったまま

別人格
別人格
主人格
別人格
別人格
基本人格
別人格
別人格

そして今回のストレスに
対応すべく，また新しい
人格を生み出す

とも多いので，治療効果という点では不満足に終わることが多いし，統合失調症自体が治るわけでもないので適応外でしょう。

また，子供や高齢者，知的障害があり解離の理解ができない患者さんもUSPTでの治療は困難です。ただし，子供でも，解離の要因となったストレスが両親の不仲や虐待ではない場合に限っては，むしろ非常に素直に統合を受け入れるケースもあるので，年齢だけで適応外と決めつけないことも大切です。

次に，実際の症例を提示しましょう。

症例集

小栗　康平

症例 1　35歳，男性，本庄　源（仮名）

診断：DID，性同一性障害（GID），自閉症スペクトラム（ASD）

主訴：抑うつ気分，不安，感情不安定，DIDを治したい。

家族歴：両親，兄の4人家族。

既往歴：特記なし。

現病歴：幼少期から性別違和感を抱えていた。一方で兄から日常的に暴力を受けるなど，強い恐怖感の中で育ち，性別違和感について家庭内では話せなかった。大学入学を機に実家から離れられたものの，精神不安定な状態であった。精神科に数カ所通院したが改善せず，記憶のない状態で自殺未遂を繰り返した。次第に不登校となり留年が続き，実家の経済状況も悪かったので大学を中退，家族とは絶縁し，塾の講師などのアルバイト生活をしていたがそれも続かず，精神症状に加えて喘息や神経痛などの身体症状も出現したため，解離を診ているクリニックに通院を開始した。そこでは記憶の共有による治療を3年間行なっていたが閉院となり，一定の社会性を取り戻しているとのアドバイスを受け，工場労働から始め，2年後には塾の講師のアルバイトに復帰するまでになった。しかし記憶の共有から性別違和感が逆に強まってしまい，そのストレスが高まり身体症状も出現し始めたため，GIDの治療をしている某医科大学病院精神科へ通院を始めた。そこではストレス軽減のために女性装を勧められたが，その通りにしたところ，職場である塾で問題となり，人間関係も悪化してうつ状態をきたし，結局辞めざるを得なくなった。収入がなくなったため，1年前から生活保護を受け単身生活を送っている。現在日中は生活支援センターに通所している。

治療経過：自ら解離していることを認識しており，GIDと解離の両方を診る医師を探していたとのことで，インターネットで検索して来院した。初診時，

「自分は13歳という感覚で，女子中学生としてセンターに通っています」

と言う。ASD患者さんに多い，非常に細かく自分史や人格について書いた書類も持参した。それによると，他にも「悠樹」という中学1年生の男子，「哲」という怒りを背負った人格などがいたが，これらのような名前の付いた別人格は前医の治療により融合されたのだという。初診日は病歴を聞くだけで相当の時間を要したので，USPTについては触れなかった。

翌日，性染色体検査のために来院。USPTについて説明し同意を得て治療を開始した。開始するとすぐに大声で泣きながら，

「怖いよー，見捨てられるよー」

と叫ぶ。

「年はいくつ？」

と聞いても，

「わからないー」

と泣くだけだった。主人格を呼び出して，

「何，今のは？」

と聞くと，

「まだ思い出したくないんです」
と答えた。まだ主人格に過去を受け入れる準備ができていないと判断されたので，それ以上はUSPTを行わず，心の準備ができてから行なうこととした。

それから2カ月後に来院。USPTを受ける意思が固まったとのことだったので施行した。両膝へのタッピングを始めると，すぐにまた大声で泣きだす。

「どうしたの？」

「言葉がうまく喋れない」

「年はいくつ？」

「2歳」

「言葉がうまく喋れない辛さを背負ってくれたんだね」

頷く。

「ありがとう，でももう本当の源さんは35歳になっていて普通に喋れるようになっているから大丈夫。辛さは流せるから，35歳の源さんと1つになって支えてあげてね」

頷く。

「じゃあ，ちょっとお願いがあるんだけど，あなたと同じ役目の源ちゃんを集めてくれる？　集まったら教えて」

頷く。しばらく待つと，

「2人来ました」
と言う。

「じゃあ，3人とも，辛かったのは過去のことって思えば大丈夫だから，覚えていることは持ったまま，35歳の源さんと1つになって支えてあげてね。35歳の源さんは，3人に感謝の気持ちをしっかり伝えて，あなたの中に取り込んで1つにしてあげてね」

肩甲骨付近をタッピングすると20秒ほどで，

「軽くなりました」
と言う。このようにして，その後出てきた人格は次の通り。

5歳　：父親が自分を避けるので淋しかった。ボール投げも自分が下手で相手をしてくれなかった（この人格には多数集めてもらい，まとめて融合）。
30歳：男性の身体であることを認めるのが怖いという。
胎児　：身体の痛み（原因不明）。
12歳：寝ている間に射精していた，身体的に男性であることが辛かった（この人格にも性別違和感に関する人格を多数集めてもらい，まとめて融合）。

ここまでで30分の予約時間枠を使い切ったので一旦終了とした。
気分を聞くと，「楽になりました」という。

1カ月後の予約枠に来院。前回の治療で，「感覚が変化した」という。
「具体的には？」
と問うと，
「身体的に男性であっても女性である感覚で生きていてもいいんだ，という感じ」
と答えた。早速USPTを行なうが，統合へのモチベーションがかなり高かったので，両膝への交互のタッピングをしながら，
「35歳の表の源さん，自分で中の自分達に声をかけて集めて」
と指示した。1分ほどで，
「沢山集まりました」
と言ったので融合した。これまでの治療で，ほとんどの別人格が集まったと考えられたので，基本人格を呼び出す。
「本当の源ちゃん，一番小さい源ちゃん出てきて，いろいろな辛いこ

とは別の源さんが乗り越えてくれたから心配しないで出てきて」

すぐに頷く。

「あなたは何歳？」

「2歳」

前回，胎児の別人格が出てきたので，2歳は基本人格ではない。

「2歳の源ちゃんは何が辛かったの？」

「言葉がうまく喋れなくて，思っていることが伝えられないの」

最初に出てきた2歳の別人格と同じような役割である。

「あなたも辛さを背負ってくれた側の源ちゃんだね。もうその役目はしなくて大丈夫だから，1つになって支えてあげてね」

素直に融合した。

「本当の源ちゃん出てきて。一番小さい源ちゃん出てきて」

「お腹の中」

「お母さんのお腹の中にどれくらい居るのかな？」

「2カ月」

「何が辛かったの？」

「痛いものが身体に入って来た」

「それは何？」

「わからない，とにかく痛い」

前回出てきた胎児の別人格と同じ訴えだが，同じ別人格かどうかはわからない。

「そう，それは辛かったよね。ちょっと聞きたいのだけど，あなたが一番小さいの？　それとも，もっと小さい子はいる？」

「小さい子がいる」

2カ月の胎児も基本人格ではなかったので融合する。

「じゃあ，その一番小さな子，出てきて。あなたはお母さんのお腹に来てからどれくらい経つの？」

「何カ月も経っていない，形もまだないくらい小さい」

「何が辛かったの？」

「生まれるのが怖い，生まれたらその先が辛いってわかっているから」

「でも，もう生まれちゃったんだよね，別の源さんがもう35年も頑張ってくれたの。辛いことを乗り越えてこそ自分が磨かれるのだから，これからはあなたがしっかり自分で乗り越えて行かないと」

泣きながら頷く。

「じゃあ，どんどん大きくなって35歳まで成長して。途中，離れている源ちゃん，源さんがいたら，あなたの中に取り込んであげながら大きくなって。35歳になったら教えてね」

3分程待つと，首を大きく縦に振った。

「35歳になったのね，じゃあ，あなたはそのまま待っていて。今まで表に居てくれた源さん，聞いて。今，本当の源ちゃんが成長して35歳になったから，今まで表に居てくれた源さんは，成長した本当の源さんの中に入って支えてあげて」

肩甲骨辺りをタッピングして統合する。直後の感覚を聞くと，

「何だか光が優しく感じます」

と笑顔で答えた。

統合から1カ月後に来院。

「大人になった感じ，強くなった感じ，自分が1つという感じがわかるようになりました。これからは自分らしく生きようと思えるようになりました。発達障害者支援センターでも，私が得意な芸術的な才能を活かせるような仕事に就けるよう，焦らないで探していくように言われました」

と語った。念のため再度タッピングしても反応はなく，これで治療終了とした。

症例2　25歳，女性看護師，山田さゆり（仮名）

診断：DID

主訴：DIDを治したい。

家族歴：両親，姉の4人家族。

既往歴：特記なし。

現病歴：幼少期に，母親が障害のある姉を虐待していた。この時に「ヒデキ」，「チハル」という人格が解離した。幼稚園では，一人で絵を描くのが好きな内向的な子だった。小学校では担任の教師に嫌われていた。中学では，友人がリストカットをしていた影響から，自傷をするようになり，「ルミ」が解離した。2年生の時には文化祭でのトラブルがあり，クラスメートから非難され，「ナツ」が解離した。高校1年生の時には，文化祭の委員に立候補したが，そこでも非難の対象となり，自傷が日常化して「マリー」が解離した。高校2年生の時には，無自覚のうちに自傷が増え，母親に精神科受診を希望したが拒否された。高校3年生の時には，うつ状態が進行し，常に死ぬことを考えており，「ケイ」が解離した。また，姉とのトラブルで「テツヤ」が解離し，姉に暴行した。この件で父親からは，「いつかおまえは人殺しになる」，「母親にそっくりだ」などと罵倒された。看護学校へ進学した後は，仲の良い友人が数人できて，解離することも自傷することも減った。卒業と同時に病院の寮に引っ越した際には，両親から離れられて本人は安堵したが，母親は寂しがって号泣したという。

看護師として働きだした1年目には，臨機応変，柔軟な思考が求められ苦労した。2年目になってから不眠となり，解離も悪化した。3年目には1年生の教育係等のストレスもあり，「ラク」，「マッタリ」が解離した。4年目には，両親の介護方針を家族で話し合ったことをきっかけに，過度な緊張と不安感が出現し，Mクリニックを受診。カウンセリングで過去と向き合う中，解離症状の悪化，人格交代が頻繁に起こるようになった。それを機に「カク」，「カジコ」が解離した。過食嘔吐を頻繁に繰り返すようになり，2カ月で10kg体重が減少して業務にも支障が出るようになり，勤務時間を減らされた。「ナツ」，「ラク」が主治医へ状況を伝えたが，「当院で十分対応可能」としか言われなかった。記憶の欠落や勤務変更に困惑して自殺願望が強まり，この頃「ミサト」「ユウヒ」が解離した。「チハル」が主人格を眠らせて，他人格が仕事を行なっていたが，他人格の疲労も蓄積した。何度か主治医に休職の相談をしたが，「頑張ってよ」としか言われなかった。その後，主人格が，「本当に休みたい」と言葉にして，ようやく2カ月間の休職を取ることになった。主治医に治療方針を聞いても明確な返答がなく，診察は現状報告で終わる日々が続いた。「ナツ」が詳細な資料をいくつも作って主治医に示したが，主治医はその内容を把握せず，見当違いな発言もみられた。そのため，解離の治療は専門医に委ねようと決心し，当院を受診するに至ったという。

治療経過：

X年11月15日

初診時には別人格「ミサト」で来院し，詳細な生活史や受診に至る経緯をPCで作成し持参した。食欲低下のため，るい痩が目立った。解離システムについて説明し，統合の意欲があれば治療は難しくないことを伝えた。問診・検査から，解離以外に注意欠如・多動性障害（ADHD）と軽度の自閉症スペクトラム（ASD）の併存も確認した。

11月16日

「カク」で来院。「ラク」と主人格を呼び出し，解離システムについて説明した。

11 月 19 日

「カク」で来院した。「カク」の中に「アリー」を入れたいと言う。「アリー」を呼び出し，その役割を聞いた。16 歳時の文化祭のストレス，母から姉への虐待，母親からの罵倒がきっかけで，自殺の準備をする役目だった。USPT にて素直に融合した。

11 月 22 日

「カク」で来院した。「リク」が親を死ぬまで許さないと，統合に反対してリストカット，過食嘔吐，部屋の物を壊す等，爆発し，その影響で「高校生の女性人格」と，「20 代の女性人格」ができたとのことだった。「ヒデキ」なら 2 人を融合できるとのことで，「ヒデキ」を呼び出し，その役割を聞く。幼少期から存在し，主人格と共に成長してきたこと，虐待場面で耐えて主人格を守る役目だった。「高校生の女性人格」を呼び出し，役割を聞くと，教師に嫌われた時の不安と恐怖を背負っていた。この人格は素直に「ヒデキ」に融合した。続いて「20 代の女性人格」を呼び出して役割を聞くと，飼い猫を亡くした罪悪感と悲しみ，仕事に行けない罪悪感と悲しみを背負っていた。こちらも「ヒデキ」に素直に融合した。

11 月 26 日

「カク」で来院した。「ラク」が出たがっているとのことで「ラク」を呼び出し，その役割を聞く。2 月に夜勤等の仕事上のストレスから解離し，過酷な状況を乗り越える担当をしていた。「ミサト」と「ユウヒ」，「カジコ」なら融合してもいいと言うので，まず「ミサト」を呼び出し，役割を聞いた。今年の 10 月に「ラク」の負担が大きくなったので解離し，仕事をするのと，ストレスを発散するために過剰服薬（OD）をするのが役目だった。USPT にて「ラク」の中に「ミサト」を融合した。次に「ユウヒ」を呼び出した。やはり 10 月に主人格が起き上がれない状態の時に解離し，朝起きて出勤の準備をする役目だった。「カジコ」も同時に融合したいとのことだったので，「カジコ」を呼び出した。今年の７月に家事をする役目として解離したという。「ユウヒ」，「カジコ」を同時に「ラク」の中へ融合した。

12月1日

主人格の「さゆり」で来院した。「ナツ」から受け入れたいとの希望で「ナツ」を呼び出した。X－1年の６月に解離し，全般的な記憶を保持する役目だった。USPT で抵抗なく融合した。次は「ラク」を融合したいというので呼び出す。「ラク」は「マッタリ」を自分の中に融合できると言うので，「マッタリ」を呼び出した。3月頃，依存先がない状況から解離した子供人格で，ストレスの緩和，逃避をする役目だった。「ラク」に融合した後，「ラク」を「さゆり」に融合した。この頃，食欲低下が続いており，エンシュア・リキッドを必要とするほどだったので，食欲低下と関係のある別人格を呼び出した。すると「チハル」が表出した。主人格より年上で，幼少期から自殺を阻止する役目をしてきたという。USPT で「チハル」を「さゆり」に融合した。その後，指定せずに別人格を呼び出すと「リク」が表出した。中学生の時に家庭のストレスと容姿を馬鹿にされたことから解離し，怒りとストレス発散をしてきたとのことだった。「リク」は，

「絶対に両親を許さない」

と言い，融合を拒否した。続いて「ヒデキ」が表出した。小さい頃から自分が本人だと思ってきたので，融合はしたくないと，こちらも拒否された。

12月6日

「カク」で来院。階段から転げ落ちて怪我をして，「ナツ」，「チハル」が再解離してしまったという。無作為に呼び出すと「アカイ」が表出し

た。ご飯を食べなくて母親に怒られた時に解離したという。「ヒデキ」に融合したいと言うので「ヒデキ」を呼び出し，USPTで「ヒデキ」の中へ融合した。

12月13日

「カク」で来院した。「ナツ」の中に別人格をまとめたいとの希望だった。「ヒデキ」，「チハル」，「カク」，全員納得済みだったので，USPTでまとめて「ナツ」に融合した。

12月18日

「ラク」で来院。休職期限が迫ったストレスから再解離してしまい，9人格になってしまったとのこと。しばらくUSPTは休みたいとのことで，休職期間3カ月延長の診断書を作成した。

X＋1年1月15日

「シズカ」で来院。「カク」が日常生活を行なっているが，男性人格が増えてしまい，今は病院の寮からの引っ越しを考えていて，バタバタしているので融合はできないとのことだった。

その後，引っ越しも終了したが，気力や食欲がない状態が続き，3月にはさらに休職を6月まで延長の診断書を作成した。

4月18日

主人格「さゆり」で来院。USPTで「シズク」が表出した。小さい男の子人格で，特に話すこともなく素直に融合した。続いて「シロ」が表出した。今年になって生まれた，食事を摂ったり，やるべきことをやったりする役目とのことだった。こちらもUSPTで融合した。他に融合したい別人格がいないか問うと，「ラク」，「カク」は受け入れているとのことだったので，まとめて「さゆり」に融合した。

5月9日

身体的には良い感じとのことで，過食嘔吐もしておらず，外見的にも元気そうだった。USPT で「リク」,「ナツ」が出現し，USPT で素直に融合した。

5月17日

楽しいことが楽しめるようになったと笑顔で話す。「ヒデキ」,「チハル」を融合し，名前の付いた別人格は全て融合したので，統合に移った。USPT で基本人格を呼び出すと「3歳」と言う。母親の姉への暴力を見ていて怖かったので閉じこもっていたという。成長させて，主人格と統合した。

6月4日

気持ちが穏やかになって，頭の中が静かで，五感が自分のものという感じ，と明るく話す。

復職トレーニングを開始したが，そちらも何とかやれているとのことだった。

6月11日

離人感，倦怠感が増え，自分が自分という感覚が薄らいでしまったとのことだった。きっかけは，音楽を聴いていて「お母さん」という言葉で泣いてしまってからとのこと。

6月18日

記憶障害はなく，離人感もさほどでもないという。膝を自分でタッピングすると，不安が和らぐとのことだった。

7月4日

7月1日より復職し，日に日に順応してきているが，離人感があり，頭の中がざわついているとのことだった。

症例3　19歳，男子大学生，田崎裕貴（仮名）

診断：DID，自閉症スペクトラム（ASD）

主訴：抑うつ気分，記憶障害，DIDを治したい。

家族歴：両親と弟の4人家族。

既往歴：特記なし。

現病歴：母親によると，幼少期は友達と一緒にいても，1人で木の葉が落ちてくる様子をじっと見ていたり，ずっと読書をしていたりするような子だった。高校3年生の頃よりうつ状態を自覚し，近医精神科受診。人格も急変するので，本人も家族もDIDではないかと担当医に告げてみたが，その医師が，「DIDなど病気として存在しない」と否定したため，母親の知人の紹介で来院した。

治療経過：初診時，自分を「かずま」と名乗り，

「裕貴は縮こまっていてだめなんです」

と言う。また，「まさき」がISH（内的自己救済者人格）でいろいろ教えてくれるという。ISHという言葉を知っているくらいなので，DIDについてはいろいろ調べている様子が窺える。他にもタバコを吸う人格，人を殺したい「かずき」などの人格を自覚している。解離についての説明をして，治す気になったらいつでも来院するよう伝え，初診を終了した。

1週間後に2回目の来院。初診時の解離の説明に納得がいったという。主人格の「裕貴」が話したがっているというので，両膝を交互にタッピ

ングして「裕貴」を呼び出す。「裕貴」は，

「高校のバレー部の時，足を何回も怪我してもうやめろと言われても頑張っていた。その時に仮病じゃないかと疑われ，人を信用できなくなった」

と言う。解離機制について説明し，しっかり者の「かずま」が入ることで，しっかりした裕貴になれると話し終了とした。

3回目来院。

「わけのわからない女の人格が出てきて，すね毛を抜かれた」

「刃物を無意識に買ってしまう」

「小さい子供人格が，親に相手をしてもらえなくなって落ち込んでいる（母親に，別人格に対して個別対応しないよう指導したため）」

と言う。

4回目来院。「裕貴」と「かずま」が1つになってみたという。また，寝ている時に1時間に渡って首を絞められたという。本人の同意を得て，USPT を行なう。

①「かずま」をもう一度呼び出し，きちんと融合する。

②女性人格を呼び出す。

「中3の時に女子と付き合っていたのにキスもできずにいたから，性的欲求を表現することを請け負っている」

と言う。融合する。

③もう1人の女性人格。

「子供に優しくする役目。中にいる『ぴーくん』が寂しがりなので世話をしている」

と言う。前のクリニックで統合失調症か境界性パーソナリティ障害と言われ，大量に薬を使われた時に自分が出てきたという。「ぴーくん」はお母さんとお絵かきができなくなったと言っているという。

④「ぴーくん」を呼び出す。4 歳の寂しがりや。

「幼稚園の時にお絵描きをしたら，下手って言われたのがショックだった。『えりかちゃん』が机をぶつけてきたり，お遊戯の時にぶつかってきたりして怖かった」

と言う。

⑤ 18 歳，名無し。

「お母さんが怒った時に，トイレに押し込められて怖かった」

と言う。ここで，女性人格と「ぴーくん」と 18 歳名無し人格をまとめて融合。

⑥首を絞めた人格を呼び出す。「ひろあき」17 歳という。

「仲の良かった友人に裏切られた（怪我しているのに，もう治っているんじゃないかと言われた）のがショックで自傷行為をする」

と言う。融合。

5 回目来院。その後，小学生の時のことがフラッシュバックし続けていたという。USPT を行なう。

①「かずき」18 歳。

「小 6 の時に友人たちにロープで縛られ，粘着テープを口に貼られて死にそうになった時に生まれた」

と言う。

「部活での友人達の裏切りの時も，自分がその怒りと憎しみを背負った」

「誰でもいいから殺したい」

と言う。許すことの大切さについて話し融合。

②「まさき」ISH だ，と主人格が言っていたまとめ役。

「6 歳の時の悲しみ，恐怖を背負っている」

「弟が生まれ，お兄ちゃんだからといつも怒られていた」

と言う。別人格 16 人集めてもらい，まとめて融合。

③基本人格を呼び出す。2 歳。
「人間が怖かった」
「人間と関わると乱される」
「絵本を読んでいたかった」
「何で皆が笑っているのか，怒っているのかわからなかった」
「自分には感情がない」
と言う。ASD の特性から来るストレスである。成長させて統合した。
「凄くすっきりしました」
「視界がはっきり明るく見えます」
と感想を述べた。

これらの症例でわかるように，USPT を用いて潜在意識に入り治療することで，解離性障害は治すことができる疾患となった。この「潜在意識に入る」という点で，USPT と催眠療法は似ている部分がある。

そこで，催眠療法に USPT はどのように活かせるかを，催眠療法の専門家の視点から次に解説する。

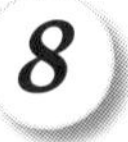

USPT と催眠

十寺　智子

催眠とは何か

催眠状態をごく簡単に説明すれば，潜在意識につながった状態もしくは潜在意識優位の状態，トランス状態ということになります。本稿で催眠という場合には，この状態のこと，もしくはこの状態になることを指します。変性意識状態とも言われるため，何か特別な意識であると受け止められがちですが，その程度の幅は広く，日常的に経験しているものも含まれます。

映画を観ているうちに引き込まれて，映画の登場人物にでもなったかのようにハラハラする，夢中で本を読んでいるうちにあっという間に時間が経っていた，あるいは操作方法を意識することなく車や自転車を運転しているというのも一種の催眠状態です。このような自発的なトランスは通常一日に十数回は起こるといわれています。

催眠状態は特別な意識状態ではないため，クライエントが「催眠には入っていませんでした。意識はありましたから」と解催眠後に語ることもしばしばです。催眠に入っても意識がなくなるわけではなく，顕在意識の介入の度合いが減り，顕在意識が積極的にイメージをコントロールしなくなるというだけなのです。

自己暗示療法を開発したエミール・クーエは，潜在意識にアプローチするのに特別なトランスは必要でなく，覚醒状態であっても潜在意識にアプローチすることができると考えました。また，ミルトン・エリクソンにおいては，覚醒状態のままのクライアントに対面し，クライアントの潜在意識に対して語りかける多次元的な話法を使用しています。催眠療法家として名高いこの二人の技法からも学べるように，現在の心理療法においてはその深さは必ずしも有効というわけではありません。

古い時代には「ソナンバリズム」と呼ばれる人工夢遊病状態のような深い催眠状態に誘導することを重視した時期もありましたが，深すぎる催眠は時に不適切な場合もあります。催眠療法は，顕在意識と潜在意識のコミュニケーションともいえますから，ある程度浅い催眠状態を維持して，潜在意識から浮かび上がるイメージを顕在意識が認識することが効果を上げることもあるでしょう。

その点，USPT は基本的に浅い潜在意識状態で行えますので，顕在意識と潜在意識のコミュニケーションワークには適しています。催眠誘導に長けていなくても，タッピングで両側性刺激を与えれば浅い催眠状態になります。

催眠療法とは

現在，催眠は心理療法・精神療法に幅広く活用されており，その目的は痛みのコントロール，ストレスマネジメント，心因性の問題の軽減や解消，習慣や行動の管理や修正，自己啓発や能力開発と多岐にわたります。海外では医療や心理的支援の場にも浸透しています。伝統的な暗示療法やイメージ療法だけでなく，様々な技法が開発されました。年齢退行療法や前世療法・未来世療法などの時間を軸とした退行催眠・順行催眠，スピリチュアリティを利用したグリーフセラピーなど，お聞きになったことのある方も多いでしょう。技法については後述しますが，これらはみなUSPTとの親和性が高く，USPTに取り入れたり，逆にこれらの技法にUSPTを取り入れたりすることで，よりセッションをスムーズにすることができます。

催眠状態になると注意が集中します。これは顕在意識が活性化された一点集中ではなく全体集中の状態であり，フロイトがセラピストに必要な態度としてあげた「まんべんなく漂う注意」というのも同様の状態を指します。全体集中によってセラピストはクライエントに対してまんべんなく漂う注意ができ，クライエントは過去の記憶が鮮明に浮かび上がってくるようになるため，問題の核心に触れることが容易になります。

これを利用して，催眠療法では，海馬と扁桃体（辺縁系）に残る固定化された情動記憶を想起させて一旦不安定化し，そのエピソードと結びつく感情や感覚を別のものに変えて再固定化します。癒された情動記憶は消えてなくなるのではなく，海馬から大脳新皮質へと移し替えられるのです。USPTで解離人格が融合するというイメージは，おそらくこのプロセスなのでしょう。解離人格が消えてなくなることを嫌がることがありますが，センション前にクライエントに対してこの説明をきちんと行っておくとよいかもしれません。

ところで，催眠が危険だと思い込んでいる方もいるようですが，間違った使い方をしなければ決して危険ではありません。これは，多くの治療法と同様です。

また，催眠が交代人格を作り出すという医原性の問題については，多くの治療者が否定しています。むしろ，催眠に関わりないところで，治療者が知らず知らずに患者の解離過程を重症化させてしまう可能性を指摘しています。つまり，催眠が解離症状を重症化するのではなく，その危険性は，患者との関わり方によっては全ての治療者にあるということです。

USPT と催眠深度

催眠誘導によって軽催眠（浅い潜在意識状態）に入った状態は，USPT を行う際に必要な意識状態と同じ程度だろうと思われます。解離のあるクライエントは言葉による誘導だけでも解離人格を想起できる場合がよくありますが，USPT の基本形のようにタッピングによる両側性刺激で軽催眠の状態を作ることもできます。

USPT の基本技法を行うのに必要な催眠深度は，ごく軽いものです。アーロン深度スケール（The Arons depth scale）で示すなら，ステージ１程度です。この段階では，自分が催眠に入っているという感じがせず，全く覚醒していると感じるものです。朝目覚めるとき，あるいは夜眠りに落ちる前の半覚醒状態のような状態です。このような浅い催眠では，まぶたがピクピク痙攣する現象，まぶたのカタレプシー（eyelid catalepsy）がよく起こります。USPT のセッション中に現れるまぶたの痙攣も，特殊なものを除いては，催眠反応のカタレプシーとみてよいでしょう。

軽催眠で行う USPT の良いところは，短時間でのセッションを可能にすることです。問いかけに対する反応の速度も早く，短時間でセッションが行えるし，また，クライエントの意向も汲み取りやすいのです。深催眠の場合はクライエントの反応が遅いので，どうしても１回あたりのセッション時間が長くなります。短時間で行えるというのは，精神科の診療に組み込むための利点といえるでしょう。

その反面，意識の介入によって潜在意識との十分な対話がなされないこともあります。想起したイメージが，潜在意識から浮かぶイメージではなく，顕在意識が想像したイメージである場合もあります。「こういうものを思い浮かべよう」と意図してイメージした場合，それを潜在意識が受け入れれば癒しは起こるでしょうし，受け入れなければ癒しは起こらないでしょう。治癒に向かうかどうかの主導権は潜在意識が握っていると考えたほうがよいようです。

ときにはセラピストが深く誘導することを意図していなくても，クライエントは自発的に深い催眠状態になることがあります。「すべての催眠は自己催眠」といわれるように，催眠の深さはセラピストのコントロールだけによるものではなく，クライエント自身が選んでいくものでもあります。また，イメージ想起を繰り返すことでも催眠深化されます。セッション中にあれこれとイメージが浮かぶにつれて，最初はステージ1程度であったとしても自動的に深まっていくため，集中力が続いていれば後半のほうがより深い状態になるのが通常です。セラピストは，クライエントのイメージ想起を妨げないために，顕在意識を働かせなければならないような言葉を使わないように注意します。熟語や日常会話ではあまり使わない難しい用語は避けます。

催眠深度が深くなると真性退行が起こり，過去の場面に入ったときに現在形で語ったり，思い出しているいま現在の自分ではなくそのときの自分自身として語ったりします。USPT のセッションでトラウマ記憶を想起したときに，解離人格の通訳としてではなく解離人格自身として語ったり，過去を現在形で語ったりするときには，深い催眠の状態になっているのだろうと推測できます。解離は一種の催眠の状態ともいえ，解離性障害のある人は催眠感受性も高いといわれていますので，自発的に深い催眠に入っていくことは珍しいことではありません。

USPT は軽催眠でないといけないというわけではなく，セッションに十分な時間が取れる場合においては，むしろ大きな癒しが期待できることもあります。アーロン深度スケールのステージ2から4ぐらいの中程度の催眠状態になるとより幅広い技法が使用でき，潜在意識と深いコミュニケーションが図れます。

筆者は中程度の催眠に誘導するなら，セッション時間はおおむね1.5時間以上かけています。USPT における基本の介入方法，つまり感謝・

受容・承認・共感・謝罪などの語りかけだけでは融合または統合を受け入れないケースでは，もっと深い催眠レベルに誘導し，年齢退行療法に移行したり，分身療法の技法を織り交ぜたりします。前世療法などを行うこともあります。ただし，クライエントの潜在意識が受け入れる技法でなければ成果が上がりません。セッション中にクライエントがセラピストの語りかけに違和感や疑問を持つとクライエントの顕在意識の介入を強めてしまうことになるので，事前のカウンセリングだけでなくセッション中にもクライエントの意向を確認しながら行います。

あまりに深すぎる，反応が遅いと感じられる場合には，催眠深度をより浅い適度なレベルで保てるように調整する必要があります。それには，「ちょうどいい深さの催眠（潜在意識状態）になる」ための暗示を入れて，その深さをクライエント自身に選んでもらい，そのレベルに固定するように導く手法を使います。

催眠技法を取り入れる

催眠は全ての心理療法のベースとなっているものなので，催眠の基本を学ぶことは，いわゆる催眠療法そのものをセッションとして行わないにしろ，各心理療法の技法の向上や理解を深めることにつながるといえるでしょう。

催眠技法を巧みに使うためには，催眠療法の訓練を受ける必要があります。ただし，日本には催眠療法を行うための公的な資格が設定されていないため，誰から習っても同じ技法が学べるわけではないし，インストラクターの質も使用する技法もそれぞれに異なります。どこで学べばよいかについては，信頼できる催眠療法家から情報を得たほうがよいでしょう。

前世療法は必ずしも USPT のセッションで使うとは限らないのですが，必要になることもあります。あるケースでは，

「生まれてきた意味がわからないから，覚悟ができない」
と基本人格が成長を拒否してきました。そこで，
「どうして生まれてきたのかを知るために，前世に行ってみますか？」
と問いかけて同意を得たので，前世へと誘導しました。前世の自分の人生をたどることで今生での課題がわかり，そのクライエントはようやく成長することを受け入れました。

前世療法ではつらい場面の想起があったとしても，それは「終わった人生」であるという前提があるため，年齢退行療法より受け止めやすいようです。

年齢退行療法では過去の場面に入り，つらさを再び経験することになりますので，その問題に向き合うクライエントのしっかりとした意志が必要です。クライエントの意向を確認せず中途半端な状態でセッションをすると，セッション中に問題を解決できず，フラッシュバックを起こすこともあります。とはいうものの，その場面に戻らないと確認できない思いがあったり，その場面で癒しを体験しないと融合できないと感じる解離人格もあったりする場合には非常に有効です。セラピーとしての難易度は前世療法より高くなりますので，十分に訓練を受けてから臨床に臨んでいただきたいと思います。

前世療法や年齢退行療法はいずれも過去にさかのぼる退行療法ですが，それとは逆に未来へ順行する未来世療法やフューチャーペーシングもあります。未来世療法は文字どおり生まれ変わった未来の人生を，フューチャーペーシングはこの人生の未来を想起する技法です。いま抱えている問題・課題に向き合わずに持ち越してしまうと未来はどうなるのか，ということを想起するために使えます。たとえばUSPTで，
「このままでいい。ひとつにならなくてもいい」
というクライエントに対して，
「ひとつにならずこのままだったら未来がどうなるのか，確認してみますか？」

と問いかけて未来に誘導することもできます。クライエントが次の人生はどうなるのかを知りたければ未来世へと，いまの人生がどうなっていくのかを知りたければ何年後かの未来を想起してもらいます。これによって，

「こんなふうになるのは嫌だ。ひとつになる」

というように決断できることもあります。

また，分身療法（パーツセラピー）というUSPTとは親和性が高い技法もあります。自我状態療法と同時期に開発された技法で，自我状態療法との類似点も多いです。分身療法では，人の心はひとつではなくたくさんあるものという前提で，USPTでいうところの解離人格を「分身」と捉えます。そのため，必ずしも分身を融合していくとは限らず，分身の役割や程度を変えることで分身同士の統合性，連帯性を高める場合もあります。どのような解決法を取るのかは，セッション中のクライエントの潜在意識が決定します。セラピストはそのための分身同士の話し合いが進むように，促すことを役目とします。内的・外的リソースが整っておらず，まだ完全に解離を手放せない状況にあるクライエントには，融合や統合に進まずに役割や程度を変えて残ってもらう方法が受け入れられやすく，かつ安全でしょう。

他にも様々な技法がありますが，そうした技法は全てまとめて催眠療法と呼ばれますので，セラピストやインストラクターがどのような技法を使ったり教えたりできるのかは確認が必要です。より多くの催眠技法を身につけることで，USPTのセッションをスムーズに進めていくことをより容易にします。

催眠療法とUSPT

それでは，催眠療法においてUSPTはどのように活かされ，それによってどのような効果が期待できるでしょうか。

インナーチャイルド療法，分身療法，自我状態療法なども USPT 同様，心の統合性を高めるための手法ですが，USPT にしかない重要なイメージワークがあります。それは基本人格を成長させ，主人格を統合するという「統合」と呼ばれる手続きです。インナーチャイルド療法，分身療法，自我状態療法などで心を調和させ一つにまとめていく作業は，USPT では人格の「融合」と呼ばれるものであり，「統合」とは区別しています。

必ずしも解離という手段を完全に手放すという覚悟がなくても，その年代でいる必要がなくなった解離人格だけをまとめていくのが「融合」です。対して，「統合」は，バラバラになった心の一つ一つをそれぞれまとめていく作業を指すのではなく，解離を手放してストレスを受けたときにもそれを自分自身の体験として受け止めていくという決意や覚悟をイメージにしたものといえるでしょう。幼少期（あるいは胎児期）に手に入れた解離という手段に頼らずに，ありのままの自分として生きていく，それが，基本人格が実年齢まで成長して，これまで表の顔を担ってきた主人格を内側に取り込むという形でイメージされます。

ある程度融合が進んだとしても統合ができないという場合は，以降も解離という手段によってストレスに対処することになるかも知れません。統合に至るためには，今後は解離に依らずに対処していこうというクライエントの決意が欠かせません。それにはクライエントの内的リソースだけでなく，外的リソースも整っている必要があるので，セラピストはカウンセリング等で心理教育を行うとともにクライエントが置かれている状況を確認しておかなければなりません。

インナーチャイルド療法，年齢退行療法，分身療法等で過去にとどまっていた人格や固着していたエネルギーを融合した場合も，そこでセラピーを終わりにするのではなく，USPT の統合のワークまで行えば，クライエントのレジリエンス強化を根底から支えていくことになるでしょう。

筆者のもとにセラピーを受けにこられるクライエントのほとんどは，主訴が解離ではなくとも，程度の違いこそあれ内在性解離の傾向が見られ，USPT によく反応します。軽度の内在性解離なら，初回のセッションで人格統合まで進む場合も少なくありません。そして，統合後に主訴に対するセラピーを行うと，クライエントの心的エネルギーも高まっているためか，よりすんなりと問題に向き合えることが多いのです。

あるいは，数回の催眠療法のセッションを経ても向き合うことができなかった最も重要な問題に対して，USPT による人格統合後に初めて向き合うことができ，セラピーを終了するに至ったケースもあります。そのケースでは前世療法，分身療法，年齢退行療法などの技法によってある程度の下地を作っていくことは必要だったのですが，クライエントが乗り越えるべき壁というのか，開くべき扉というのか，それを突破していくことに USPT が 貢献したという手応えがあったことは間違いありません。当事例の詳細については学術誌『催眠と科学』にて発表しているので，参考にして下さい〔十寺智子，新谷宏伸，小栗康平：選択性緘黙を主訴とするクライエントに対し人格統合法 USPT を用いた催眠療法の事例．催眠と科学，32・33(1)；50-57, 2019〕。

いずれにしても，セラピーの初期に USPT を用いるのか，経過途中，あるいは終了を迎える際に用いるのかは，クライエントの状態によって見極めていく必要があります。その時点で，その解離人格を融合していくのが適切かどうか，慎重に判断しなければなりません。融合や統合を拒否する場合には，その前にクリアしなければならない課題やケアしなければならない点があると思われるので，それが何であるかを確認しながら進めましょう。

催眠の技法が USPT のセッションに役立つように，USPT もまた催眠療法を進めていく上で，もしくは催眠療法の効果を確たるものとしていくために大きく役立つ技法です。セラピーを行うセラピストの仕事を助けるものでもありますが，セラピーを必要とするクライエントの援助のために是非とも活用して頂きたいと思います。

Q＆A集

質問１　「気持ちを置いていって，もとの１つに戻る」とのことですが，「気持ちを置いていけない人格部分」にはどう対応すればよいですか？

回　答

いろいろな言い回しがあっていいのですが，たとえば，

「過去のもの，終わったことだと思えばいいよ」

という言い回しを使うとよいでしょう。

しかし，特に怒りの感情は，「過去のものとは割り切れない」と言われてしまいがちです。その際には，

「怒りたい時は自分で怒れるように，感情を自分でコントロールできるように１つになって支えてあげて」

というような言い回しが，患者さんには受け入れられ易いでしょう。

質問２　それでも「過去のものにしたくない？」という患者さんには？

回　答

繰り返し，

「辛い出来事があったとしても，その時の辛い気持ちをずっと持ち続ける必要はありません。むしろ，そんなに辛いことがあったのに，これ

まで生き延びてきたことは，誇ってよいことです。それほど辛い気持ちを引き受けてきてくれた人格部分に，感謝するべきです。メリット・デメリットで考えては？」
などと伝えます。心理教育をしたり，USPT による過去世療法・未来世療法を行なったりするのもよいでしょう。

質問 3 「1 つになって，復讐してやろう」と思っている人格がいる場合は？

回 答

1つになれば過去の怒りは流れますから，復讐したいという気持ちは軽減します。融合後でも復讐したいと思うようであれば，未来世療法を行い，許せた場合と許せない場合の未来世を見てもらうと復讐心を軽減するのに効果的です。許せない場合の未来世では，また厄介な相手が必ず現れるからです。

質問 4 USPT を行なったことによって，逆に人格が増えたり，その存在が固定化したりすることはありませんか？

回 答

経験的にはありません。別人格に問診をすすめていくと，初診日の数年前から存在していた，と分かることが多い（＝医原性創出ではない）のです。別人格出現により，ワークスルーを行えます。名前がないのにあえて名前をつけたりはしませんが，膠着状態にある中で，その患者さんが見せてくれる「部分」が語る内容は，放置するよりは耳を傾けるほうが治療的でしょう。別の人格部分に対しても，治療者が一貫的な態度で接することが，非常に治療的です（なぜなら，幼少期のトラウマまたはトラウマ未満のストレスがあるとすれば，多かれ少なかれ，保護者の非一貫的態度に悩まされてきたのでしょうから）。

質問 5　USPT 後に具合が悪くなることはありませんか？

回　答

統合すれば，具合が悪くなることはあり得ません。統合まで進まず融合止まりだった場合には，フラッシュバックが増えることはあります。しかしそれも対処はできます。USPT 施行前に，「USPT の治療を行うにあたって特に伝えるべきこと」（p.37 参照）を事前説明（心理教育）して，そういう治療法ですが，それでも受けますか？と尋ねて同意を得ておくことが大切です。ハーマンやヴァン・デア・コークの言う「第一段階」が達成されており，かつ，前述の内容の同意が得られた人にだけ USPT を行うようにすることで，トラウマ想起による状態悪化を防ぐことができます。

質問 6　USPT の禁忌と，副作用は？

回　答

禁忌について：統合失調症や双極 I 型障害などの内因性疾患は，薬物療法を中心に行うべきであり，原則禁忌でしょう。また，初期安定化が達成されていない患者（例えば，現在進行形で被虐待環境にいるなど）にも原則禁忌です。言うまでもなく，同意が得られない人にも禁忌です。

副作用について：主な副作用は，やはり除反応※です。ただし，除反応・処理・滴定はそれぞれが明確に線引できるものでしょうか？ 全てがそうだとはいいませんが，同じ現象のうち，治療的に働くものを「処理」,「滴定」, 症状悪化につながるものを「除反応」と呼んでいるようです。その反応を, 肯定的な認知で捉えられるような心理教育が大切です。

融合が進むと, 多層構造により, それまで下層にあった人格が上層に出てくる場合もあります。それも基本的には同じです。

※「除反応」= 意識することに耐えられないために抑圧されてきた苦痛な体験を想起した後に訪れる情緒の解放あるいは放出のこと。

質問 7 膝のタッピング。触られることに対するトラウマがある人に対して行なってもよいのでしょうか?

回 答

最初の膝タッピングは必須というわけではありません。性被害や性的虐待の患者さんに施行する場合, 治療者は言葉がけ(「辛い時に代わってくれた子出てきて。辛い気持ちだけ置いて行けるから, 消えるわけじゃないから心配しないで出てきてね。あなたの歳はいくつかな? 表の○○さんも自分で心の中に話しかけて, 何歳か聞いてみて」)をするだけでも大丈夫です。 膝のタッピングを用いるのは, 最初の人格が出現までに最も時間がかかるので, 左右交互の反復性無意味刺激を用いたほうが, 時短・および出現確率の向上につながるからです。

質問 8 深く潜在意識に入ってしまった人の場合どうすればいいですか?

回 答

何も問題はありません。目を開けてもらったり足を叩いたりすれば意識状態は戻ります。

質問9　少し深めのトランスに誘導したほうがいい場合もありますか？

回　答

他に人格がいないか探るという意味であればその通りです。「他に残っている人はいないか，心の中を探して」と伝えるだけです。

質問10　適応の症例をどう判断していますか？　押し付けにならないのでしょうか？

回　答

押し付けではなく，解離について図示（p.23参照）して説明（心理教育）して，自分に当てはまると言った希望者に行います。解離の可能性を念頭に入れて質問しないと，患者さんは，「解離している状態が普通のことになっている」ので，わざわざ治療者に喋りません。あるいは，「今まで治療者や周囲の人に症状を話しても，とりあってもらえなかった経験がある」ので，話さないのです。

質問11　人格を呼び出したことによって，収集がつかなくなるのでは？ということが心配です。

回　答

もちろん，出現した人格に対する治療者の関わり方によっては，そういうことも全くないわけではないでしょう。当たり前ですが，交代人格に対して，治療者は何をやってもいいわけではありません。でもそれは，どんな治療法においても同じことであり，USPTが，他の技法に比べて収集のつかなくなる確率が高いというようなことはありません。別人格と言っても本人であることを忘れてはいけません。

このような治療者は，踏み込みたくないという恐れを感じている可能性があります。やらない理由を探すのは簡単ですし楽でしょうが，既にいろいろなところを受診して治っていない患者さんなら，これ以上ゆっくりやること（何もしないこと）はむしろ侵襲的でしょう。

補足：患者さんから，

「おまえ（治療者）のせいで，自己破壊的な人格が出てきて収集がつかなくなったじゃないか！」

という訴えがあることを心配しているのだとすれば……。

USPT 施行前の心理教育の段階で，

「USPT は，過去の辛い出来事を思い出す治療法です」

「自己破壊的人格・攻撃的人格は，あなた（主人格）が自分自身として受け入れられない部分が，あなたから切り分けられた人格です。自己破壊的人格・攻撃的人格は，あなた自身が引き受けたくないものを引き受けてくれているのだし，一部なのだから，謝罪と感謝を伝えることが大切です。心からそれができるのであれば，USPT によってもとの１つに戻ることができます。そうでない（＝別の部分を受け入れられない）なら，USPT を施行しても，辛い思いをするばかりになってしまいます」

と伝え，そのうえで，USPT を受けるか受けないかを患者さんに選んでもらうのが大事です。もともと虐待者の言うなりになるしかなかった患者さんにとっては，自ら「自発的に選べる状況」，「選ぶという行為」自体が，治療的に作用するはずです。

質問12　本当にできるのか，自信がありません。

回答

誰でも最初は初心者ですから，自信はないのが普通です。被験者役を募って，練習してください。成功体験を積み重ねると，「自分は魔法使いになったのではないか」と思えるようになります（市橋秀夫先生より小栗への私信）。

質問13 統合時の身体感覚は，どのようなものがありますか？

回　答

統合の瞬間は，「スポッと入った」，「流れ込んだ」，「明るくなった」，「軽くなった」など，なにかしらの一体感を感じます。個々によって感じ方は違います。

統合後は，「芯が通った」，「明るく見える」，「心がデフラグされた感じ」など様々です。うつろだった目線が，はっきり焦点が合うようになり，はっきりした声でしゃべるようになります。または，外堀を埋めるように迂遠した言い回しが，スパッとした物言いになるなど，こちらも個人差があり様々ですが，一般的に明るくなります。

質問14 融合すると名前が変わるという話を聞きましたが，どういうことですか？

回　答

必ずしもそうなるわけではありません。DIDの融合の段階で，例えば主人格「マイ」に交代人格「ナツミ」を融合したら，マイでもナツミでもない「マミ」になる（性格も声色も中間になったり，別物になったり）とか，そういうことはあります。本名が変わるという意味ではありません。統合が完了した時は，当然本名になります。

質問15　双極Ⅱ型障害への適応はありますか？

回答

安克昌先生は，「自分の患者の診断や治療経過を振り返って，どうにもうまく納得できない患者を再検討した時に，MPD（多重人格性障害）を見出した」と記しています（「座談会　わが国における多重人格—その病理と治療—」精神科治療学，12(9)；1053-1063, 1997）。現代においても，解離性障害や複雑性 PTSD の患者が，双極Ⅱ型障害や境界性パーソナリティ障害（BPD）と診断されているケースは少なくありません。したがって，双極Ⅱ型障害や BPD と診断されている患者でも，解離性障害がその感情不安定さの原因であれば，USPT は当然効果があります。

DSM-5 などの診断名にとらわれすぎるよりは，困りごとを具体的に聞き出していき，解離が根底にあると考えられれば USPT の適応とみなしてもいいと思います。

質問16　USPT を行うにあたっては，向精神薬を中止しなければなりませんか？

回答

中止する必要はありません。内服していても USPT は可能です。患者さんの希望に沿っていくのがいいでしょう。

比較的ありがちなのが，“他院で薬物療法をするも無効”→“薬が増えるが，治らない”→“さらに薬が増える”……といった悪循環で，多剤併用かつ大量の薬物が処方されているケースです。こういった場合，私は，「お薬はどんな症状に出ているの？→その症状を抑えるのに効果は出ている？」とたずねて，効果はないと答えたら（多くの場合，そう答えます），「じゃあ減らしてみましょうか」と提案するようにしています。

質問17 虐待環境に置かれていて，解離を使って生き延びている子ども（10歳未満）も，統合すべきでしょうか？

回 答

統合するべきではないですし，そもそもできないでしょう。解離は，他の防衛機制より以上に生き残り戦略としての価値が高いです。あくまでも，虐待が過去のものになった時に統合するべきです。まずは，ハーマンやヴァン・デア・コークの言う「第一段階」が達成されることが条件です。原則，環境調整が先です。

質問18 USPT中に出現した人格部分が融合に同意しない場合，他の技法を使ってトラウマを解消してよいでしょうか？

回 答

USPTと他の技法の折衷については，エンプティ・チェア技法や悲嘆療法等を併用して治療が進展するケースはあります。

私（新谷）は，USPTによって「外からのエネルギー」と思われる存在が出現した場合は，ホログラフィートークの「光の柱」技法で天に還すようにしています。取り込み像に対してエンプティ・チェア技法を用いたり，出現した人格部分がその場で身体症状に苦しんでいる様子ならツボのタッピングをしてもらうなど，臨機応変にセッションをすすめるよう心がけています。ブレインスポッティング創始者のDavid Grandが「癒やしに縄張りはない」と述べているように，種々の技法をリソースとして活用することがトラウマインフォームド・アプローチの真骨頂かもしれません。

ただ，当然のことながら，折衷してよいかどうかに関しては，他技法側からの見解も確認することが必要ですので，USPT研究会として一方的に折衷をすすめることはしておりません。

［参考文献］

嶺輝子：「助けて」が言えない　助けを求められない心理　「楽になってはならない」という呪い　トラウマと心理的逆転（解説）．こころの科学，202；27-33, 2018.

デイビッド・グランド（著），藤本昌樹（監修，翻訳），鈴木孝信（翻訳）：ブレインスポッティング入門．星和書店，東京，2017.

質問19　ヒプノセラピストが行う，ヒプノセラピーは医師の同意書が必要です。ヒプノセラピストが USPT を行う際も，医師の同意書が必要ですか？

回　答

質問 3 で述べたように，医学的にみて禁忌がある以上，原則的には医師の判断が必要となるでしょう。

質問20　主人格が誰だかわからないくらい，人格が多数存在する状態（DID の症例）では，どう治療を進めればよいでしょうか？

回　答

主に表に出てきて活動している人格，その場で出ている人格の訴えを中心に扱っていくのがよいでしょう。出てこない人格の話は聞けませんので。主人格が誰だかわからないということは，本人がかなり現実逃避しているとも言えますので，治療は難渋するでしょう。

その上で，えこひいきはせず，どの人格が出現しているとしても，「1 人の同じ人間」として対話をするのが大切です。50 人格以上が存在するなど，あまりにも多すぎる場合は，それぞれの解離障壁は薄いはずです（そうでなければ外来レベルで生活できないでしょう）。したがって，「全員集合！」と号令をかけて集めて，融合に同意してくれる人格も何人かは存在するはずですから，同意してくれる人格から融合していくといいでしょう。

質問21　閉眼するとフラッシュバックが起きるので，閉眼したくないのですが？

回　答

こういった患者さんに開眼でUSPTをやったり，隣の配偶者に手を握ってもらったりしながらUSPTをやったことがありますが，うまくいきませんでした（DIDの方でしたが，交代人格は出現しませんでした）。

その患者さんが強く希望したためにUSPTを行ないましたが，閉眼した時に常にフラッシュバックに襲われてしまうのであれば，初期安定化が達成されていないと判断するのが妥当ではないでしょうか。

ただ，「閉眼したほうが出やすいが，開眼でも人格は出てくる」，「誰が手を握っていてくれているイメージをつくるとよい」という意見もありましたので，ケース次第かもしれません。

質問22　医療系・心理系の資格がなくても，USPTを行っていいのですか？

回　答

USPTベーシックレベル修了を目指してください。なお，医師・心理医療職の方とそれ以外の方とでは，ベースとなる疾患理解度に差があると考えるのが自然ですので，資格の有無によって認定基準にも差が生じます。

質問23　トラウマに関しても，USPT で扱えますか？

回答

DID の患者さんはフラッシュバック症状に悩まされていますが，それは過去にトラウマ体験があったからであり，トラウマ記憶がフラッシュバックしているからです。

USPT により人格部分を呼び出した際，患者さん（の人格部分）が治療者に詳しく辛かった体験を語らなくても，本人の中で想起できていて，辛かった体験の処理が進んでいます。処理がうまくいくかどうかは，本人が受け入れる覚悟があるかどうかにかかっています。

解離ではなく，例えば交通事故のような単発のトラウマの場合は，USPT の適応ではありませんが，単発のトラウマだと思っていたら実は内在性解離だったというケースは少なくありません。純粋に単発のトラウマであれば，EMDR などが有用でしょう。

質問24　時間内に統合まで終わらなかった場合は，どうすればいいのでしょうか？

回答

多層構造もありますし，「最初で最後の統合」という考え方自体が絵空事ですので，その日の USPT セッションで統合完了したとしても，完了せず次回に持ち越したとしても（分割してやる場合もあります），いずれにせよトラウマ想起の可能性はあります。

自我状態療法のようなセッション・クローズドの方法を利用する手もありますが，シンプル・イズ・ベストな USPT との相性は必ずしもよくありません。すなわち，「次のセッションまで待っていてくださいね」と人格部分に伝えるのはいいとしても，完全な封じ込めを目指すよりは，フラッシュバックが起きた時の対処法を伝えておき，有事に実践してもらうほうが，現実的であり効果的ではないでしょうか。

具体的には，

「帰宅後に，辛い過去を感情とともに思い出したり，フラッシュバックが起きたりしたら，その時が治療進展のチャンスです。『今ここに立ち戻るメソッド』（呼吸法，グラウンディング，マインドフルネスなど）を用いて自分で記憶の on-off スイッチを制御する訓練をするもよし，手の中やイメージのハンカチ内に安全な場所を閉まっておいてピンチに広げるもよし，トラウマ記憶に謝罪と感謝を伝えるもよし。目をそらさず，自分のレジリエンスを信じましょう」

と，その日の USPT セッション終了前に伝えることです。

質問25 評価尺度は，何を使えばいいのでしょうか？　また，カットオフ値，アセスメントなどは？

回 答

DES のカットオフ値は，20%—30%—50% などのマルチカットオフ・ポイントを設けるのが現実的，と田辺肇先生の文献に書かれています（田辺肇：解離性体験尺度．岡野健一郎［責任編集］『解離性障害　専門医のための精神科リュミエール 20』中山書店，東京，p165-173, 2009.）。至極端的にいうと，30% 以上ならまずまず解離性障害であることを強く疑えるということでしょうか。

DES-T の 8 項目に関しては，3 項目以上が当てはまった場合，推定確率 99% 以上となりますが，これは当てはまる項目が多い（あるいは推定確率が高い）からといって，重症度が高いことを意味するわけではありません。

内在性解離スケールは，点数が何点以上なら解離性障害…というものではありません。「自問自答」，「脳内会議」，「優柔不断」や，「怒った（悲しい）時に，過去の怒り（悲しさ）までいっしょに出てくる」という項目の点数が高い患者は，OSDD（内在性解離）の可能性が高いという１つの判断基準として用いるのがよいです。

質問26 愛着障害と解離性障害との関連について教えてください。

回　答

アタッチメントの問題（アタッチメントのデタッチメント）は，Putnamの離散型行動状態によくからめて解説されます。詳しくは，フランク・W・パトナム『解離―若年期における病理と治療』（中井久夫［訳］，みすず書房，2001年［新装版2017年］）に記されています。

つまり，解離というと，(a)「1つに統合されていたものがバラバラになる解離」 をイメージしがちですが，(b)「アタッチメントの問題があって，乳幼児期にバラバラな人格状態（離散型行動状態）が統合されることなくバラバラのままで年齢を重ねた結果の解離」もあるということです。

質問27 融合する時，背中（肩甲骨）のタッピング時間に目安はありますか？

回　答

1人格につき，30秒以上タッピングしても融合されないようでしたら，なんらかの抵抗がある場合が多いので，いったん背中タッピングはやめて，抵抗する理由を尋ねるのがいいでしょう。でないと，4分も5分も叩き続けることになってしまう場合があります。ただし，常にゆっくりなペースの方もいることを頭の片隅に入れておく必要はあります。

質問28 別人格や憑依霊を「諭す」という言葉に違和感があるのですが。

回 答

確かにカウンセリングなどでの「介入」では，説得するとか諭すという方法を取らないので「説得」，「諭す」に違和感を持つかもしれません。ですが，「納得を引き出す」ためには言葉尻ではなく，時には本当に「諭す」ことが必要な時もあるかとも思います。

感謝・承認・受容・謝罪・許可などの語りかけによって融合・統合の意欲を引き出すという，そのやり方の中に，「提案」，「お願い」，「諭す」というバリエーションがあるわけです。患者さんのタイプ，人格（憑依）のタイプに合わせるのがよいのではないでしょうか。

質問29 USPTは危険ではないのですか？

回 答

「左右交互刺激は解離障壁を破壊する」と考える治療者もいますが，USPTの両膝のタッピングは，

① トラウマ処理を促進させるほどの強い刺激ではありません（第2脳神経である視神経と異なり，両膝刺激は直接的には脳神経にアプローチしないため，解離状態の覚醒度を，ちょうどよいレベルまで覚醒させる作用があると考えられます）。

② 交代人格が出てくる（交代が維持されている）＝解離が維持されていると考えられます。

つまり，USPTの両側性刺激は，解離を維持したまま別人格を呼び出す程度に，脳を活性化させる刺激であって，トラウマを処理する刺激ではないということです。そして，USPTで解離障壁を除去する作用があるのは，むしろ肩甲骨タッピングのほうです。USPTは，「解離とい

う防衛機制を手放し，今後は新たな防衛機制（＝統合によって，心を元の大きさに復元する）を用いて生きていく」という決意（意思・認知）を，主人格・交代人格の双方が持った時，初めて融合が可能となる治療法なので，全く危険ではないと言えます。

10

USPT を学ぶために
—セミナー・ワークショップの案内—

USPT 研究会では，USPT を早期に実践できるように，セミナーやワークショップを行なっています。USPT は非常にシンプルな治療法なので，臨床ですぐにでも使いたくなると思いますが，やはりそこにはリスクが伴いますので，治療を受ける側，患者さんに対する有益性を第一に考えて，まずは研修を受けて頂きたいと思います。研修を受けずにやって何かあっても，USPT 研究会としては責任が持てません。USPT 研究会は，営利を目的とはしていませんので，セミナーやワークショップを必要最低限の料金設定で行なっています。また，ある程度の人数を集めて頂ければ，USPT 研究会認定トレーナーのよる出張セミナーも可能ですので，遠慮なくメール等で USPT 研究会にご連絡下さい。

USPT研究会ホームページ：http://uspt.gaiary.com/

おわりに

USPT を実際に使用されれば，この極めて簡単な手技で内在する人格が多数例で表出することと，その即効的な治療効果に必ずや驚かれるはずです。さらに USPT を活用し過去世・未来世療法等を行うことで，現世の辛さの意味，生きる意味などを，患者さんと共に深く考察することもできます。Something Great からの贈り物である USPT が，より多くの治療者に認知され，解離治療のスタンダードとなる日が来ることを祈念しています。

2020 年 4 月

小栗　康平

文　献

1）ラルフ・アリソン，テッド・シュワルツ（藤田真利子訳）：「私」が，私でない人たち―「多重人格」専門医の診察室から．作品社，東京，1997.（Ralph Allison, M.D. with Ted Schwarz : Minds In Many Pieces, The Making of a Very Special Doctor.）

2）C.A.ウィックランド（近藤千雄訳）：迷える霊（スピリット）との対話―スピリチュアル・カウンセリングによる精神病治療の30年．ハート出版，東京，1993.（C.A.Wickland, M.D. : Thirty Years Among the Dead. Spiritualist Press.）

3）フランク・W・パトナム（安克昌，中井久夫訳）：多重人格性障害―その診断と治療―．岩崎学術出版社，東京，2000.（Frank W. Putnam：Diagnosis and Treatment of Multiple Personality Disorder. Guilford Press.）

4）岡野憲一郎：解離性障害―多重人格の理解と治療．岩崎学術出版社，東京，2007.

5）ブライアン・L・ワイス（山川紘矢，山川亜希子訳）：「前世」からのメッセージ―人生を癒す魂との出会い．PHP研究所，東京，2004.（Brian L .Weiss, M.D.：Messages from the Masters.）

6）広沢正孝：DSM時代における精神療法のエッセンス―こころと生活をみつめる視点と臨床モデルの確立に向けて．医学書院，東京，2016.

7）東畑開人：野の医者は笑う―心の治療とは何か？ 誠信書房，東京，2015.

8）【特集】安克昌の臨床世界．治療の聲，第9巻1号，2009.

9）ジェフリー・K・ザイグ，W.マイケル・ムニオン（中野善行，虫明修訳）：ミルトン・エリクソン　その生涯と治療技法．金剛出版，東京，2003.（Jefferey K. Zieg, W. Michael Munion : MILTON H. Erickson. 1999.）

11）池見酉次郎：心療内科．中公新書，東京，1992.

12）馬場禮子：精神分析的心理療法の実践―クライエントに出会う前に．岩崎学術出版社，東京，1999.

13）小栗康平：症例X―封印された記憶．G.B.，東京，2014.

業　績

発表・講演

［日本精神神経学会］

第103回（2007年）

「タッピングによるトラウマ処理法―潜在意識下の人格の統合―」

第104回（2008年）

「解離性障害の新しい治療法USPT―潜在意識下人格のリアルタイム統合法―」

第105回（2009年）

「抑うつ気分の背後に潜む解離性障害の診断と治療」

第110回（2014年）

「性同一性障害診断におけるUSPTの有用性」

第111回（2015年）

「自閉症スペクトラムと解離性障害」

第113回（2017年）

「コモン・ディジーズとしての解離性同一性障害―DID300症例の治療10年の光と影―」

第115回（2019年）

「憑依障害を伴った解離性同一性障害の1例」

シンポジウム「ICD-11に収載された複雑性PTSDの理解と治療―トラウマケア技法の実際―」

シンポジウム「憑依再考―DSM-5時代の精神医学と霊のナラティブ」

［日本精神神経科診療所協会学術研究会］

第36回（2009年）

「複数施設におけるUSPTの有効性の検討」

第37回（2010年）

「スピリチュアル治療の実践―USPTを駆使し3回の治療で治癒した恐怖症性不安障害の症例―」

第39回（2012年）

「USPTを利用した過去世・未来世療法」

［日本外来臨床精神医学会］

第25回（2008年）ケースカンファレンス

「解離性障害の新しい治療法USPTによる人格統合・憑依現象の表出・過去世未来世療法」

第9回学術大会

「USPTを応用した過去世・未来世療法」

［日本EMDR学会］

第3回（2008年）学術大会

「解離性障害の新しい治療法―EMDRから生まれたUSPT―」

［ブリーフサイコセラピー学会］

第28回（2018年7月）京都大会

シンポジウム「#ブレインスポッティング #人格統合法USPT #心的外傷 #解離」

［日本家族心理学会］

第36回（2019年9月）大会

シンポジウム「解離症 / 解離性障害の理解と治療―リソースとしての「内なる家族」―」

［日本ブリーフセラピー協会学術会議］

第11回（2019年11月）大会

ワークショップ「解離という文脈，USPTというセラピー」

論　文

小栗康平，種倉直道，古田博明　他：USPT（Unification of Subconscious Personalities by Tapping Therapy）による解離性同一性障害の治療．精神科治療学，27(8)；1075-1084, 2012.

新谷宏伸：解離性同一性障害の病理―ニセモノのDIDとみなされたいホンモノのDID―．精神科治療学，31(7)；933-937, 2016.

編著者略歴

新谷　宏伸（にいや　ひろのぶ）

精神科医，精神保健指定医，本庄児玉病院外来医長，USPT トレーナー，現 USPT 研究会理事長。
1975 年，神奈川県生まれ。1994 年に桐蔭学園高等学校卒業。2000 年に群馬大学医学部医学科卒業後，群馬大学医学部精神科神経科に入局。大学病院およびいくつかの精神科病院勤務を経て，2012 年に本庄児玉病院就職。2015 年より現職に就き，2016 年より解離症の専門外来を開設。

十寺　智子（とおでら　さとこ）

心理セラピスト。心理療法研究室スアラロハニ代表。米国催眠士協会認定インストラクター，国際催眠連盟認定インストラクター，全米催眠協会インスタラクター，日本臨床セラピスト協会インストラクター，USPT トレーナー，現 USPT 研究会副理事長。
1967 年生まれ。早稲田大学卒業。グラフィックデザイナー，ライター等を経て，クリエイティブワークの会社を設立。後に前世療法に出会い心理療法を学ぶ。クライアントに寄り添うため，ひとつの領域，ひとつの療法にとらわれることのないホリスティックな心理療法を目指し，心理カウンセリング，音叉療法などを学ぶ。現在は音楽や声など「音による癒し」を研究中。2018 年 10 月に行われた日本催眠学会学術大会では「死をめぐる催眠」をテーマに大会長を務める。日本催眠学会評議員，同学会発行学術誌『催眠と科学』編集担当幹事。クリエイターとしてワイス博士の書籍デザインや編集なども行っている。

小栗　康平（おぐり　こうへい）

早稲田通り心のクリニック院長。1962 年生まれ。東京医科大学卒業。1986 年より埼玉県済生会鴻巣病院精神科に勤務。2006 年，現クリニックを開業。薬物治療では回復が難しい心の病に苦しむ人のため，従来の常識にとらわれない治療法を積極的に研究，採用している。両ひざをタッピングして別人格を呼び出し，融合・統合するオリジナルの治療法「USPT」を開発。精神保健指定医。日本精神神経学会認定医。著書に『症例 X　封印された記憶』（G.B.），『人格解離　わたしの中のマイナスな私』（アールズ出版）などがある。

USPT入門　解離性障害の新しい治療法

2020年6月5日　初版第1刷発行

監　　修　USPT研究会
編 著 者　新谷宏伸，十寺智子，小栗康平
発 行 者　石 澤 雄 司
発 行 所　株式会社星　和　書　店
〒168-0074　東京都杉並区上高井戸1-2-5
電 話　03（3329）0031（営業部）／03（3329）0033（編集部）
FAX　03（5374）7186（営業部）／03（5374）7185（編集部）
http://www.seiwa-pb.co.jp
印刷・製本　中央精版印刷株式会社

　ISBN978-4-7911-1054-4

トラウマセラピー・ケースブック

症例にまなぶトラウマケア技法

野呂浩史 企画・編集
A5判　372p　定価：本体 3,600円＋税

数あるトラウマ心理療法の中からエビデンスのあるもの、海外では普及しているが日本では認知度が低いものなど代表的な10の療法を、経験豊富な専門家が症例を通してわかりやすく解説。

「ポリヴェーガル理論」を読む

からだ・こころ・社会

津田真人 著
A5判　636p　定価：本体 4,800円＋税

「ストレスの時代」から「トラウマの時代」へ。旧来の自律神経論を刷新する、いま世界的に話題のポリヴェーガル理論を、深く広い視野から、わかりやすく面白く読み解いた本邦初の本格的な解説書!!

身体に閉じ込められたトラウマ

ソマティック・エクスペリエンシングによる最新のトラウマ・ケア

ピーター・A・ラヴィーン 著
池島良子，西村もゆ子，福井義一，牧野有可里 訳
A5判　464p　定価：本体 3,500円＋税

からだの気づきを用いた画期的なトラウマ・ケアとして注目を集めているソマティック・エクスペリエンシングの創始者ラヴィーンによる初めての理論的解説書。読者をトラウマ治療の核心に導く。